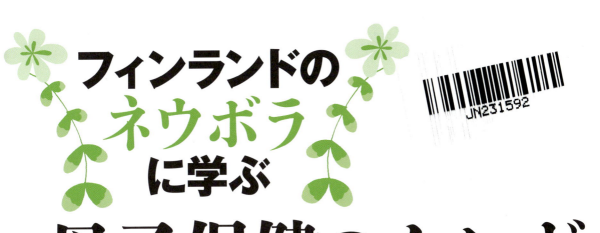

母子保健のメソッド

子育て世代包括支援センターのこれから

横山美江・Hakulinen Tuovi 編著

医歯薬出版株式会社

〈執筆者一覧〉

● 編　集 ——————————

横山　美江　大阪市立大学大学院看護学研究科教授

Hakulinen Tuovi　フィンランド国立健康福祉研究所母子保健部門研究総括部長

● 執　筆（執筆順）——————————

堀内　都喜子　フィンランド大使館広報部プロジェクトコーディネーター

横山　美江　編集に同じ

Hakulinen Tuovi　編集に同じ

福島　富士子　東邦大学看護学部教授

This book was originally published in Japanese
under the title of :

FINRANDO-NO NEUBORA-NI MANABU BOSIHOKEN-NO MESODDO

KOSODATESEDAIHOUKATSUSIENSENTÂ-NO KOREKARA

(More effective public health activities following principles of Finnish Neuvola services)

Editors :

YOKOYAMA, Yoshie
　Professor, Graduate School of Nursing, Osaka City University

HAKULINEN, Tuovi
　Adjunct Professor, PhD, Research Manager,
　National Institute for Health and Welfare, Finland

© 2018　1st ed.

ISHIYAKU PUBLISHERS, INC.
　7-10, Honkomagome 1 chome, Bunkyo-ku,
　Tokyo 113-8612, Japan

はじめに

日本の母子保健政策である『健やか親子21（第2次計画）』では，「すべての子どもが健やかに育つ社会」をめざして，「切れ目ない妊産婦・乳幼児への保健対策」が基盤課題のひとつとして掲げられています．この切れ目ない支援は，フィンランドのネウボラがモデルとなったといわれています．フィンランドの母子保健システムは，世界的にも高い評価を受けており，優れたシステムを有しています．フィンランドの母子保健の中核を担うネウボラの保健師は家族と早期から信頼関係を築き，家族の抱える繊細な問題でさえ早期に発見し，早期支援につなげています．このような優れた母子保健システムにより，フィンランドでは深刻な児童虐待の発生はきわめて少なくなっています．

一方，わが国では，母子保健法の改正により，2017（平成29）年4月から子育て世代包括支援センターを市町村に設置することが努力義務とされました．同センターは，「妊娠期から子育て期にわたるまで，地域の特性に応じ，必要な情報を共有して，切れ目なく支援する」，「妊産婦，子育て家庭の個別ニーズを把握したうえで，情報提供，相談支援を行い，必要なサービスを円滑に利用できるようきめ細かく支援する」，「地域のさまざまな関係機関とのネットワークを構築し，必要に応じ社会資源の開発等を行う」ことが必要であり，全妊婦にアクセスする過程を通じて，家族の養育力を高めるための取り組みなどが期待されています．現在，各自治体において，子育て世代包括支援センターを構築するにあたり，日本版ネウボラを標榜される自治体も多数見受けられるようになりました．しかし，フィンランドのネウボラのシステムは同じ担当保健師の継続支援がシステムの中核であり，日本版ネウボラはフィンランドのネウボラのシステムと異なっているところも多々あります．また，フィンランドのネウボラのシステムを誤って理解されていることも見受けられます．

本書は，フィンランド国立健康福祉研究所で策定されているネウボラのガイドラインをもとに，フィンランドの保健師（助産師）がどのように子どもをもつ家族を支援しているか，なぜ児童虐待予防に大きな効果を発揮しているかなどの方策を具体的に紹介したものです．なお，本ガイドラインの使用にあたっては，フィンランド国立健康福祉研究所の許諾を得ています．

本書が，各自治体において子育て世帯包括支援センターを構築されるときの参考にしていただければ幸いです．

最後に，今回の企画の実現にご尽力いただきました医歯薬出版第一出版部の編集担当者の方々に厚く御礼申し上げます．わかりやすい書籍にするために，さまざまな工夫をご教示いただきました．また，出版にあたりご助言をいただきました石川素子氏，Minna Eväsoja氏，Hannele Virenius氏，玉上麻美教授に心から感謝申し上げます．

2018年10月

横山美江

もくじ

I 章 フィンランドの基本情報と健康政策
p.1

堀内都喜子・横山美江

❶ フィンランドの基本情報 ……………………… 1
　1）フィンランドの概観　1
　2）独立からの歩み　5
　3）子育てを支える制度のいま　8
　4）多様化する家族の形　10
　5）医療・福祉制度とフィンランドのこれから　11

❷ フィンランドにおける
　母子保健の関係法規と組織体制 ……………… 13
　1）健康政策と関係法規　13
　2）フィンランドの母子保健における組織体制　13
　3）ネウボラにおける支援と普遍性の原則　14
　4）フィンランドの保健師・助産師教育　14

II 章 フィンランドとこれまでの日本の母子保健制度の比較
（エビデンスからみるフィンランドの保健活動の有効性）
p.16

横山美江

❶ フィンランドと日本の保健師活動の比較 …… 16
❷ フィンランドと日本の母子保健制度の比較 … 17

❸ フィンランドのネウボラにおける
　保健師活動の有効性 …………………………… 19
　1）同じ担当保健師による継続支援の効果　19
　2）フィンランドと日本の母親の健康状態の比較からみた
　　ネウボラの保健師活動の有効性　21

III 章 フィンランドの妊産婦ネウボラ・子どもネウボラの活動
p.22

Hakulinen Tuovi・横山美江

❶ 妊産婦ネウボラ・子どもネウボラの
　活動を導く原則 ………………………………… 22
❷ 妊産婦ネウボラと子どもネウボラの目的 …… 23
　1）妊産婦ネウボラにおける活動　23
　2）子どもネウボラにおける担当保健師の活動　25
❸ ネウボラに必須のシステム …………………… 27
　1）担当保健師制（担当医制）と家族全体の支援　27
　2）妊産婦ネウボラと子どもネウボラのタイプ　27
❹ 面談で行われる健康に関する助言 …………… 28
　1）家族のニーズに基づいた健康に関する助言　28
　2）健康に関する助言の領域　29
　3）健康に関する助言の実践　30

❺ ネウボラにおける親であることへの
　支援の方法 ……………………………………… 35
　1）早期からの母子（父子）関係の構築　35
　2）親であることの能力を高める要因と減退させる要因　36
　3）多様な家族形態への支援　36
　4）妊産婦ネウボラと子どもネウボラの対象者としての男性　38

IV

Ⅲ-1 妊産婦ネウボラ　46

❶妊産婦ネウボラでの健康診査　46
　1）妊娠計画時のネウボラへの相談（連絡）とサポート
　　46
　2）妊娠期における妊産婦ネウボラへの最初の連絡　46
　3）定期健康診査のスケジュールと内容　48
　4）出産後の避妊と助言　50

❷両親学級（母性・父性を育むための教室）　55
　1）両親学級の運営　55
　2）母性と父性を育むための支援　58
　3）よりよい夫婦関係と親であることの支援　58
　4）両親の健康的な生活習慣とその他健康相談　59
　コラム：フィンランドの分娩事情　54

Ⅲ-2 子どもネウボラ　60

**❶定期健康診査におけるスクリーニングと
健康支援　60**

❷定期健康診査のスケジュール　60

**❸子どもネウボラにおける
定期健康診査の内容　61**

❹予防接種プログラム　65

❺支援ニーズの早期把握と追加支援　65

❻両親グループ　66
　1）子どもネウボラで支援する両親グループの活動　66
　2）両親グループの活動への支援方法　67
　3）グループ活動を基盤にした両親への教育的介入の効果
　　67

Ⅲ-3 家族全体を支援する総合健康診査　69

❶総合健康診査とは何か?　69
　1）総合健康診査とは　69
　2）総合健康診査の意義と目標　69

❷総合健康診査の共通指針　70
　1）家族のニーズに基づいた支援　70

❸総合健康診査の実践　73
　1）ポピュレーションアプローチとしての活動　73

　2）総合健康診査の通知と予約制　73
　3）総合健康診査における支援（時期別の総合健康診査の
　　実際）　74

❹総合健康診査における面談時の評価と支援　78
　1）面談時の家族全体の評価の視点　78
　2）総合健康診査における家族全体の評価は異なる関係者
　　の視点から　79

Ⅲ-4 家庭訪問　81

❶家庭訪問の目的　81

❷家庭訪問の対象者と時期　82

❸家庭訪問の効果　82

❹家庭訪問時の留意点　82

Ⅲ-5 産後うつ　85

❶産後に現れるうつの症状　85

❷産後うつの原因　85

❸妊娠期うつと産後うつの影響　86

❹産後うつの早期発見　86

❺産後うつの予防と治療　86

Ⅳ章 ハイリスクアプローチと多職種協働
p.93

横山美江・Hakulinen Tuovi

❶フィンランドにおけるハイリスクアプローチ　93

**❷母子とその家族からみた
ネウボラにおける多職種協働　93**

**❸妊産婦ネウボラ・子どもネウボラからみた
多職種協働　95**
　1）妊産婦ネウボラ・子どもネウボラの協働　95

2）歯科衛生　95
3）児童虐待予防のための家族支援　95
4）父親役割の支援　96
5）そのほかの医療スタッフ　96
6）児童虐待対応としての児童保護　97
7）アルコール問題に対する対応　98
8）家族ネウボラ　98
9）母子生活支援施設とシェルター　98
10）警察　100

V章 p.102　フィンランドのネウボラのエッセンスと日本において取り入れるべき方策

横山美江

❶ 担当保健師による継続支援の強化 …… 102
　1）母子健康手帳交付（妊婦面接）時の対応と担当保健師の継続支援のための方策　102
　2）母子健康手帳の有効活用　105

❷ 父親を含めた家族全体の支援強化 …… 106
　コラム：子育て世代包括支援センターの法的根拠　107

VI章 p.109　フィンランドのネウボラのエッセンスを取り入れた担当保健師の継続支援に向けたシステムの構築

横山美江

❶ 大阪市港区の概況 …… 109
❷ 取り組みの背景 …… 110
　1）若年妊産婦への支援　110
　2）フィンランドのネウボラのエッセンスを取り入れた母子保健システムの再構築に向けて　110

❸ 取り組みの内容 …… 114
　1）ポピュレーションアプローチとハイリスクアプローチ　114
　2）父親を含めた家族支援　120
おわりに　121

VII章 p.122　子育て世代包括支援センターと産前・産後ケア

福島富士子

❶ まち・ひと・しごと創生総合戦略 …… 122
❷ 子育て世代包括支援センター …… 122
❸ 日本初の産後ケアセンター …… 123
❹ 地域づくりと「ソーシャルキャピタル」 …… 124
❺ 母親と赤ちゃんのソーシャルキャピタルとしての産後ケア …… 125
まとめ …… 125

索引 …… 127

I

フィンランドの基本情報と健康政策

1 フィンランドの基本情報

1）フィンランドの概観

　フィンランドは，2018年に発表された国連の幸福度ランキングで第1位（日本54位）になったこともあり，最近の北欧ブームと相まって注目度の高い国といえる．サンタクロースやムーミン，サウナ，デザインの国として日本では知られているが，ほかの欧米の大国と比べるとまだまだ馴染みの薄い国かもしれない．

（1）自然とともに

　日本からフィンランドへの飛行時間は約9～10時間で，現在，成田だけでなく日本各地から週30便を超える直行便があり，日本から一番近いヨーロッパの国である．北欧に位置し，東側はロシア，西側はスウェーデンと国境を接している．日本とほぼ変わらない面積に550万人が住み，ヨーロッパでは最も人口密度の低い国である．国土の約75％は森林に覆われ，10％近くが湖沼や河川で，湖沼の数は約18万8,000個といわれる．美しく豊かな自然は人々の生活とも密接にかかわり，経済面でも森林業や製紙産業などを生み出し，最近では再生可能エネルギー資源として，多大な恩恵をもたらしている．

　フィンランドには，自然享受権といって土地の所有者に損害を与えないかぎり，すべての人が他人の森や土地へ立ち入り，自然環境を享受することが認められている．また，すぐ身近に森があるため，日々の散歩で訪れたり，家族や友人と夏は野生のベリー，秋はきのこを採取したりする．冬はジョギング代わりにクロスカントリースキーを滑り，凍った湖や海，校庭でスケートを楽しむ．湖や海の近くにサマーコテージをもつ人も多く，休日にはコテージに行ってサウナと自然，静寂を満喫する．

　もともと季節によって気温や日照時間が大きく変化し，冬は長く厳しく，北極圏では太陽がほとんど見られない．そのため，新生児は生後2歳頃までビタミンDを毎日飲んでいる．日照時間が少ない冬は，季節性うつ，もしくは何かしらの不調を訴える人も多い．その分，夏至の頃は白夜で

I フィンランドの基本情報と健康政策

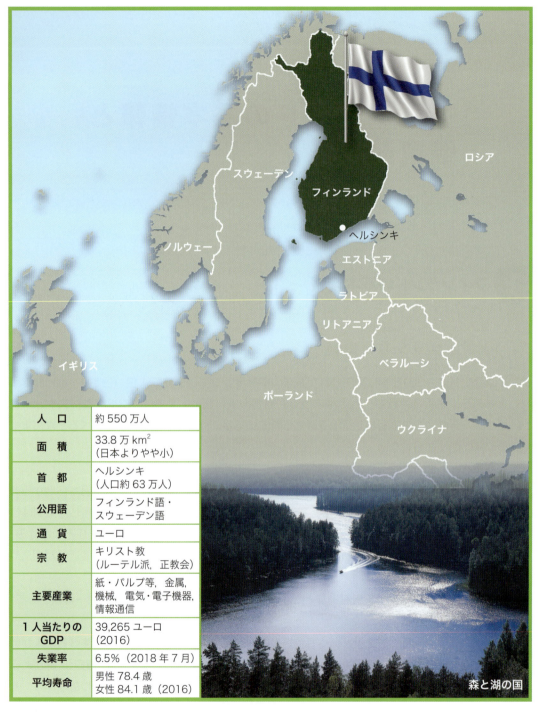

人 口	約550万人
面 積	33.8万 km^2（日本よりやや小）
首 都	ヘルシンキ（人口約63万人）
公用語	フィンランド語・スウェーデン語
通 貨	ユーロ
宗 教	キリスト教（ルーテル派，正教会）
主要産業	紙・パルプ等，金属，機械，電気・電子機器，情報通信
1人当たりのGDP	39,265ユーロ（2016）
失業率	6.5%（2018年7月）
平均寿命	男性 78.4歳 女性 84.1歳（2016）

森と湖の国

ほとんど太陽が沈まず，人々は一年分の太陽の光をため込むかのように日光浴をし，子どもは2か月半，大人は約4週間の夏休みをとってのんびり過ごす．

（2）幸福度や教育などの指標で上位に

　フィンランドは現在，EU加盟国のなかで小国ながらも優等生であり，産業や教育，文化など多

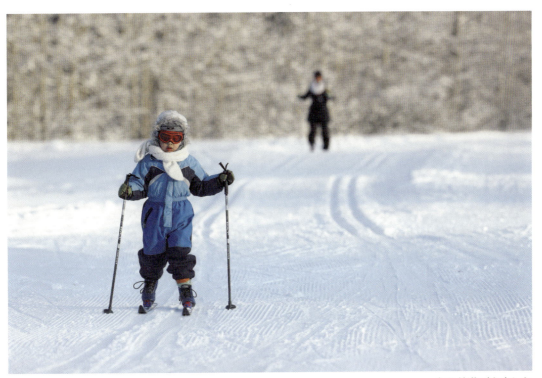

冬も外遊びを楽しむ

森の恵みを採取

くの面で世界的な統計の上位に入ることも多い．たとえば，先に述べた国連の幸福度ランキングではもともと上位に入っていたが，2018 年は 1 位に輝いた．この調査は GDP，健康寿命のほかに，社会的支援，社会や政府の腐敗度，寛容度，人生の選択の自由度などを測った結果である．医療費も教育もほぼ無料で格差が少なく，政治での汚職もほとんどない．生産性が高く，ワークライフバランスも整っている．残業はほとんどなく，有給休暇もすべて消化し，家族との時間や趣味を楽しむ．自然が身近，多様性に寛容，市民活動に熱心，男女の格差も少ないなど，フィンランドは幅広い事柄が総合的に評価され 1 位になった．

　ほかにも OECD の 15 歳を対象とした世界的な学習到達度調査（PISA）では，2000 年以降フィンランドは常に世界の上位に入っている．日本からの教育視察が殺到した 10 年前に比べ，今

は少し落ち着いているが，世界からの関心はいまだに高い．私立の学校がほとんどなく，義務教育はもちろん高校・大学も授業料は無料である．小中学校では給食も無償で，最低限必要な文房具なども学校から支給される．大学生においては，生活費や住居手当が国から支給されるため，経済的に親などに頼る必要はない．特に大きな地域差や学校間の差もなく，すべての子どもたちに公平で平等な教育と機会が与えられているのが，フィンランドの大きな特徴である．

　さらに塾はなく，夏休みは生徒も教師も2か月半ある．その間，宿題もほとんどない．少人数授業や自主性を重んじ，もともとエリートをつくるよりも落ちこぼれをできるだけつくらないことに注力してきた．最近ではAI時代の未来を見据えてアクティブラーニングを積極的に取り入れ，知識よりも学び方を身につけることを重視したり，自分で情報を読み取れる自立した大人への成長を目指したりして現場での改革が進行中である．一方で，学校はすべての子どもたちにとって安全・安心な場であり，ウェルビーイングに配慮した場所であるべきという基本理念のもと，いじめ防止や，日常の学校生活のなかでできるだけ体を動かすプログラムを取り入れるなど，学力だけではない部分も大切にしている．

　1990年代にフィンランドでもバブル経済がはじけて大不況に陥り失業率が高まったのをきっかけに，大人の学び直しのチャンスも多く設けられている．大学や自治体，さらには企業も協力してキャリアアップや転職につながる無料もしくは安価な教育が幅広く提供されている．

　このように社会福祉や教育など，多くの統計で上位に入り存在感を示すフィンランドだが，初めから現在のような国だったわけではない．パラダイスのように思われているが，常に困難に向き合い，それを克服して歩んできた．国が誕生してからのここ100年の歴史をみても，フィンランドの道のりは決して平たんではなく，険しい起伏に富んだものであった．

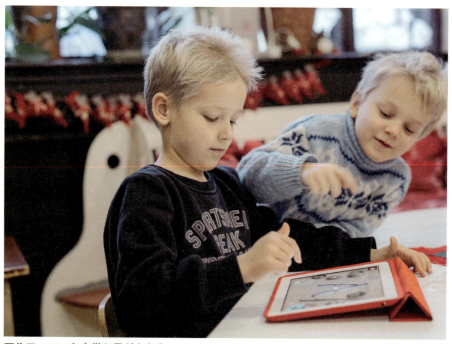

アルファベットを学ぶ子どもたち

2）独立からの歩み

（1）困難な時代をのりこえて

　フィンランドは約100年前の1917年12月6日にロシアから独立した．かつてフィンランドはスウェーデンの支配下にあったが，19世紀以降は自治を認められながらもロシア領となっていた．しかし，ロシア革命などの混乱に乗じて独立を宣言，その後激しい内戦を経て1919年にフィンランド共和国憲法が制定された．ちなみにこの年，フィンランドと日本は国交を樹立している．したがって，2019年は2国間の国交樹立100周年の記念の年になる．

　独立当時のフィンランドは，ヨーロッパのなかでもかなり貧しく，政情も不安定であった．それでも母子保健や教育，土地改革など自国の発展のため，さまざまな政策がとられた．しかし，1939年からはソ連との冬戦争が勃発し，独立を守り抜いたものの，1941年に継続戦争で再びソ連と戦うこととなり，1944年に和睦するまで激しい戦火にあった．この2つの戦争の結果，フィンランド第2の都市だったヴィープリを含む国土の1/10を失ったうえ，その地域の住民の40万人以上をほかの土地へ再定住させなければならなかった．さらに，敗戦国になったことで多額の賠償金を払うこととなった．

（2）フィンランドにおける母子保健の長い歴史と変遷

　このような歴史のなか，1922年にはすでに初の子どもネウボラが創設され，1926年には妊産婦ネウボラが設立された[1]．さらに，1944年には，妊産婦・子どもネウボラに関する法律が制定された[1]．このときから担当保健師制をとるようになった．また，当時から，フィンランドでは家族全体の支援が行われていたが，家族全体の総合健康診査が始まった2011年からさらに家族全体の支援が強化されるようになった．

　一方，日本でもよく知られるようになったフィンランドの育児パッケージ（図Ⅰ-1）は，1938年に貧困家庭の妊婦を対象に母親手当として給付が開始された．このとき，およそ3人に2人の妊婦に母親手当が支給されている．フィンランドでは，当時，乳児死亡率や妊産婦死亡率の高さも懸念されている時代であった（図Ⅰ-2，Ⅰ-3）．衛生状態もよくないなかで子どもを育てていた貧困家庭では，新生児が眠れる清潔な場所が必ずしもなかった．新生児に少しでも清潔で安全な環境を提供したいという思いから，育児パッケージの清潔なボックスは，新生児のためのベッドとして

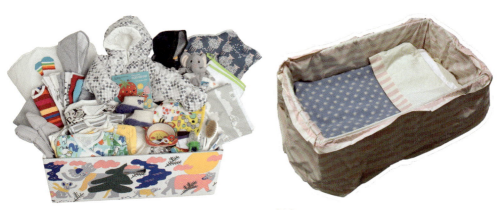

図Ⅰ-1　育児パッケージとボックスを利用したベッド（右）

I フィンランドの基本情報と健康政策

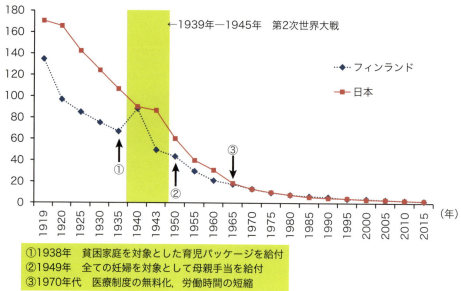

①1938年　貧困家庭を対象とした育児パッケージを給付
②1949年　全ての妊婦を対象として母親手当を給付
③1970年代　医療制度の無料化，労働時間の短縮

図I-2　日本とフィンランドの乳児死亡率（出生千対）の比較

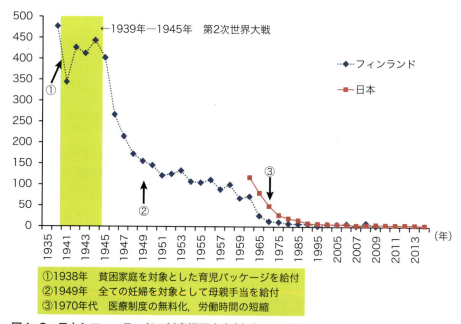

①1938年　貧困家庭を対象とした育児パッケージを給付
②1949年　全ての妊婦を対象として母親手当を給付
③1970年代　医療制度の無料化，労働時間の短縮

図I-3　日本とフィンランドの妊産婦死亡率（出生10万対）の比較

使用するように両親にアドバイスされていた（**図I-1**）．母親手当の受給条件として健診を義務付け，妊娠中の女性や母子が健診に行き，広く医療を受けるようになったことで，乳幼児や母親の死亡率が劇的に下がった．

　1949年になり，母親手当の所得制限が撤廃され，家庭の所得に関わらずフィンランドのすべての妊婦を対象に，母親手当が育児パッケージあるいは現金給付により支給されるようになった．戦

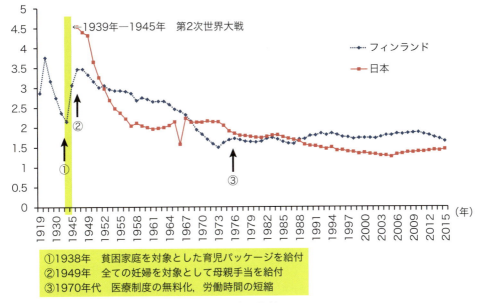

①1938年　貧困家庭を対象とした育児パッケージを給付
②1949年　全ての妊婦を対象として母親手当を給付
③1970年代　医療制度の無料化，労働時間の短縮

図Ⅰ-4　日本とフィンランドの合計特殊出生率の比較

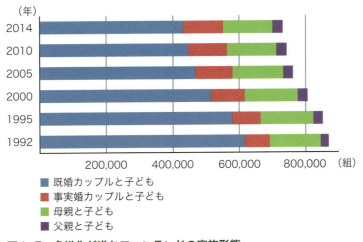

■ 既婚カップルと子ども
■ 事実婚カップルと子ども
■ 母親と子ども
■ 父親と子ども

図Ⅰ-5　多様化が進むフィンランドの家族形態

　後のベビーブームやこのような母親手当の給付などを契機として，フィンランドでは1949年頃の合計特殊出生率が驚くほど上昇している（**図Ⅰ-4**）．
　しかし，その後はフィンランドの合計特殊出生率は1973年まで徐々に減少している．これは，フィンランド国内で失業率が上昇し，数十万のフィンランド人がスゥエーデンへ移住したことや保育園不足が影響している．一方，1970年代は，フィンランドは順調な経済発展により，医療費の無料化，労働時間の短縮などが次々に実現され，それとともに合計特殊出生率も上昇に転じている．近年，フィンランドの家族形態はさまざまであり，必ずしも結婚という形態をとっているわけではない（**図Ⅰ-5**）．それにもかかわらず，日本よりも合計特殊出生率が高い背景には，このよう

な社会保障や優れた母子保健制度があることが影響している．

（3）女性の社会進出と子育て

現在フィンランドは世界でも有数の男女平等が確立された国である．その過程には独立と戦争が大きく影響している．フィンランドは独立を実現するためにできるだけ多くの国民に参政権を与え，独立運動を盛り上げる必要があった．そこで 1906 年に世界で最も早く女性に参政権を与えている．さらに，相次ぐ戦争のため，多くの若い男性が戦争に徴兵されたため，農作業のみならず工場などさまざまな場所で女性の労働力が求められた．こういった経緯が戦後，女性の社会進出を後押しした．

戦後すぐはベビーブームにより出生率は上がったが，1960〜70 年代にかけて女性の社会進出が徐々に進むにつれて，出生率は下がっていった．そのひとつの理由は，深刻な保育園不足である．当時は保育の責任はどこにあるのかが明白ではなく，保育園の整備が進んでいなかった．1973 年に出生率は過去最低の 1.5 に下がっている．その年，長年の懸案を解決すべく保育法が成立した．この法律で，自治体には住民の子どもたちに安価で安心な保育を提供する義務があると明記された．その後保育園不足が徐々に解決し，出生率も上昇していった．その後はより子育て家族が家庭と仕事を両立しやすくなるよう，さまざまな支援制度が整っていった．こうした家族支援の政策が積極的に取られるようになった背景には，1970 年代以降，国会での女性議員の数が大幅に増加し，女性が仕事と家庭を両立することに理解のある男性議員も増えたことが関係している．当事者である母親が声をあげて主張し，その声を女性議員が吸い上げて超党派で活動し，男性議員が賛同することで，さまざまな法律が実現していった．

3）子育てを支える制度のいま

女性の 8 割がフルタイムで働くフィンランドでは，子育て家族への所得保障，保育や子育て支援制度の選択肢を広げる整備，父親への育児参加の奨励などで，女性の労働力を維持している．

（1）子育て家族を支える主な制度

■ 母親手当

現金 170 ユーロ，もしくは新生児用の衣類やケア用品など 60 点以上が入った育児パッケージのどちらかを選べる．所得制限はないが，ネウボラもしくは医療機関での健診を妊娠 4 か月が過ぎるまでに受けることが条件となっている．全体の 2/3 が育児パッケージを選ぶが，特に第一子を迎える家族にいたっては，9 割以上が育児パッケージを選択している．80 年の歴史を誇る制度で，箱の中身は毎年利用者の意見を取り入れて少しずつ変わっている．箱にはマットが敷いてあり，ゆりかごとしても使うことが可能である．

■ 出産育児休業制度

①母親休業：いわゆる産休にあたる制度．105 出勤日（約 4 か月）の取得が可能である．

②両親休業：母親休業の後，父親，母親のどちらが取得してもよい．最長 158 出勤日．大概，母親が取得することが多い．

③父親休業：最長 54 出勤日．うち 18 日は母親の休業中に取得可能のため，多くは出産直後に週末と合わせ約 3 週間休んでいる．取得率は 8 割を超える．フィンランドでは里帰り出産の習慣

表Ⅰ-1　児童手当（単位ユーロ）

第一子	94.88
第二子	104.84
第三子	133.79
第四子	153.24
第五子以降	172.69

（2018年5月現在）

がなく，出産後の入院日数も非常に短いため，父親が家事をこなし，新生児のケアやほかの家族の世話をすることが強く求められている．残りの休業日は，母親休業が終わった後に取得できる．

■ 在宅保育手当

　育児休業終了後に，3歳未満の子どもを自宅で家族が保育する場合は国と自治体から補助金がでる．子どもが3歳になるまで親のどちらかが仕事を休むことも可能である．その場合，給料は支払われないが，職場に席は確保され，復帰後は以前と同じポジションに戻ることができる．在宅保育手当は祖父母などが自宅で保育する場合でも支払われる．国から支払われるのは，子ども一人につき月338.34ユーロである．3歳未満の子どもがもう一人いる場合は101.29ユーロが加算される．さらに，自治体からの補助金が加わり，ヘルシンキ市の場合は子どもが1歳半未満ひとりの場合，合計602.34～783.91ユーロとなる（所得に応じて多少の幅あり：2018年5月現在）．

■ 児童手当

　子どもが17歳になるまで毎月支払われ，**表Ⅰ-1**のとおり子どもの数によって加算される．所得制限はないが，出産後に健診に行くことが条件となる．

　このほかにも時短勤務の際の手当や，子どもや親が病気の場合の手当，ひとり親の手当など，さまざまなサポートが用意されており，組み合わせて各家族のニーズや状況に応じて選択できる．

（2）在宅保育と保育園の利用

　母親休業と両親休業，そして父親休業と有給休暇を利用すると子どもは約1歳になる．その後は保育園に預けて両親ともに働くというケースもあるが，実際は仕事を少し休業して在宅保育を選ぶ家族も珍しくない．子どもの成長をもう少し近くで見ていたいという親や，もう少し子どもが大きくなるまで集団生活は待ちたいと願う親にとっては，在宅保育を支える手当と休業制度はメリットが大きい．ほかの国や産業界からは，この制度が女性のキャリアの中断をもたらすと批判的な声も上がっているが，制度に感謝している人たちも多い．自分と子ども，さらに家族の状況に応じて半年で復帰する人もいれば，1年半，2年で復帰する人もいて多様で，選択肢は幅広い．

　実際，保育園の利用率をみても，1歳で保育園に預けているのは3割以下，2歳でも5割強，3歳でようやく7割以上になる（2015年フィンランド統計局）．また，自治体にとってみれば，在宅で保育をする人が一定数いれば，その分の施設や人件費の負担が減るメリットもある．

　父親休暇の取得率は約8割と日本と比べるとはるかに高いが，ほかの北欧諸国と比べると若干低く，制度にもっと柔軟性をもたせ，所得保障を改善，もしくはほかの北欧諸国のように取得しない場合のペナルティを設けたり，義務化したりすべきではないかとの議論もある．とはいえ，子育てや家事を男性も女性のパートナーと共に積極的に行うという認識は，ここ20－30年で広く浸透してきた．2017年のOECD報告書「男女平等の追求：苦難の道のり」によると，小学生の親

I　フィンランドの基本情報と健康政策

が子どもと過ごす時間を測ったところ，フィンランドは調査国で唯一，父親のほうが母親よりも子どもと過ごす時間が長かった．

　一方で，フィンランドは保育も充実している．1973年の保育法成立のあと，さまざまな改定を経て，1990年代には親の仕事の有無にかかわらず，すべての子どもには保育園に入る権利があるという子どもの主体的権利が保障された．これによって保育園の整備がいっそう進み，今では待機児童の問題はない．通常は3か月前に保育園の申し込みをするが，急な仕事や勉強などで急きょ保育が必要な場合は，2週間以内に自治体は保育の場を提供しなければならない．保育園の利用は無料ではなく所得に応じて利用料は変わってくるが，非常に安価で，安心なネットワークが築かれている．また，2015年からは小学校に入る1年前は半日の就学前教育が義務となり，利用も無料である．就学前教育といっても，知識を教えるよりもあくまでも学ぶための準備をするのが目的である．集団生活に慣れ，先生や友だちの話をきちんと聞き，自分のことは自分でできるようになる．そして多様性を認め，自己肯定感を高めることがねらいである．こうしたさまざまな制度が充実していることもあり，フィンランドはほとんどが共働きで，子どものいる母親がフルタイムで働くことを可能にしている．

4) 多様化する家族の形

　現在，フィンランドの家族は多様化している．結婚していても半分が離婚をするといわれている．離婚しても多くの場合は共同親権が認められるため，別れた後も協力し合って子育てをしている場合が多い．1週間ごとに子どもがお互いの家を行き来したり，習い事の送り迎えで協力したりとやり方はさまざまである．離婚には養育費が発生するが，それが支払われなかったり，支払うべき親がいなかったりする場合は，Kela（フィンランド社会保険庁事務所）が養育費補助を行う．

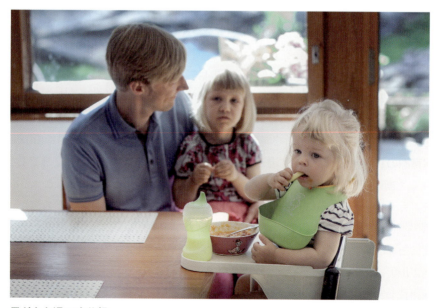

子どもと過ごす父親

10

さらに，昨今は離婚したカップルがそれぞれ新たなパートナーを見つけて子連れ再婚をして新たな家庭を築くことも珍しくない．それに加えて生活を共にして子どもが生まれても入籍をしない事実婚も年々増えている．現在，生まれてくる子どもの4割以上が事実婚カップルのあいだの子どもといわれている[3]．父親が認知をすれば，父子関係も保障され，なんら婚姻カップルのあいだの子どもと変わらない．認知も胎児認知が可能で，ネウボラで手続きをすることができる．

　フィンランドには，フィンランド語を母語としている人たちのほかに，約5%がスウェーデン語を母語とする人たち，さらにラップランドの先住民サミの人たち，ロマの言語と伝統文化を守る人たちなどがいる．昨今では，移民や難民の数も増え，両親もしくは親のどちらかが外国語を母語としている子どもも増加している．ヘルシンキでは約4割の子どもがこれにあたる．その場合もネウボラや保育を含む自治体サービスや教育は平等に提供されるが，場合によっては通訳を介してのコミュニケーションが必要となる．また，異なる宗教や文化，習慣や価値観は時にフィンランドのものと相いれない部分もあり，互いに理解や丁寧な説明が必要となる．

　2017年からは同性婚や同性婚カップルの養子縁組が可能となり，今後は性別や国籍にとらわれず，多種多様な家族がますます増えていくと予想される．

5) 医療・福祉制度とフィンランドのこれから

(1) 社会福祉区域のリフォーム

　フィンランドの行政区域はクンタを呼ばれ，全国に約300ある．最近合併が著しく，行政区の数は減少方向にある．この行政区が住民に医療，ネウボラ，保育などの基本的サービスを提供している．国民皆保険制度のため，市民であればだれでも低額で公的医療機関を利用できる．公的医療機関としては，自治体ごとに保健センターが整備されていて，センターに勤務する総合診療医師（GP），保健師，歯科医師などによってプライマリケアが提供される．さらなる検査や治療などの必要があれば，保健センターはその上の総合病院や大学病院に患者を紹介する．医療の水準は欧州のなかでも高いが，地域の保健センターには患者が殺到するため予約が取りづらかったり，受診までに時間を要したりすることもある．大都市には割高だが，待ち時間の少ない私立病院もある．また，医薬分業が進んでおり，処方薬は薬局で医師の処方箋と引き換えに購入する．フィンランドは日本でマイナンバーと呼ばれる国民の個人番号制を導入しており，電子カルテシステムもほぼすべての医療機関に整備され，健康情報の大規模な集約化が進んでいる．

　高齢者ケアに関しては，基本的には国と自治体が責任を負い，子どもには老親の扶養や介護の義務はない．それによって，男女ともに働き，労働人口が維持されている．しかし，フィンランドはEUで最も高齢化の進んだ国のひとつであり，2020年には65歳以上の人たちが人口に占める率は22.6%，2030年には25.6%になると予想されている（フィンランド統計局発表）．そのため，財政難や人手不足に備えて家族や親族をケアワーカーに準ずる介護者とし，その代わり公的に介護者を支援する体制が整いつつある．2005年には「親族介護支援法」が制定され，家族介護者は自治体と契約し，介護報酬，月3日の休暇といった労働の保障が得られることになった．

　今後，フィンランドは数年後を目標に社会福祉の行政区の見直しが行われる予定である．これは，現在各自治体が担っているサービスをより広域で負担するもので，全国18の保健行政区に分

けられる．それによって，より一人ひとりに合わせたサービスの提供，自治体間のサービスの格差の解消，利用者にとって選択肢の拡大，さらにはコスト削減の実現を目指す．しかし，それがサービスの低下や，アクセスの低下につながるのではという利用者の不安があるのも事実である．改革はいずれ実施されるが，まだもう少し検討と準備が必要とされている．

（2）国民一人ひとりを大切にし，人材に投資

　フィンランドの社会保障や教育に代表されるように，福祉国家としてのフィンランドを支える理念はだれひとりとして漏れることなく平等に手を差し伸べること，そして国民一人ひとりがより健康でそれぞれの能力を伸ばせるよう人材に投資することにある．これこそが，人口550万人の国がほかの大国と肩を並べ，生きていく術となる．また，できるだけ納税者として，自立して生活してもらえるよう早期支援，さらには予防支援に力を入れている．

　現在，フィンランドはEUの一員としてほかの国と足並みを揃え，グローバル化の波にさらされている．そのため変化せざるを得ない部分もある．また，少子高齢化と公共財政の悪化によって，保育やケアでもサービスの質の低下や利用条件の厳格化が危惧されている．その一方で，若干出生率が低下してきたこともあり，保育の無償化やより柔軟な子育て家族の支援策も叫ばれている．しかし，多少の揺らぎや困難があっても，これまでも長期的な目線で何が費用対効果が高く，国の発展につながる方法なのかを冷静に判断し，しなやかに対応してきた．その合理的で柔軟な姿勢はこれからも変わらないだろう．

　以前，フィンランドのニーニスト大統領が，「子どもは国の未来」とインタビューではっきりと語っていたが，未来をつくり，未来の納税者である子どもへの投資は費用対効果が高いものとして過去の取り組みからも導かれている．それを考えれば，フィンランドがこれまで福祉国家として築いてきた男女共働きの社会とそれを支える子育て家族支援政策は今後も継続すると思われる．

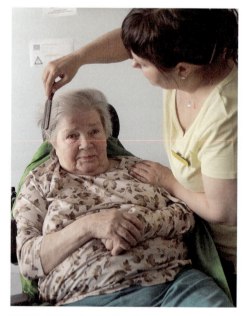

高齢化が進むフィンランド

② フィンランドにおける母子保健の関係法規と組織体制

1）健康政策と関係法規

現在のフィンランドにおける健康政策に関する関係法規には，地方自治体の妊産婦・子どもネウボラに関する法律（1944 年），医療法（2010 年），児童福祉法（2007 年改正），社会福祉法，スクリーニングに関する政令（2006 年），ならびに特別なニーズをもつ子どもと家族についての政令（2009 年）などがある[1, 2, 4]．これらの法令には，「地方自治体が，保健センターの維持とプライマリ診療を担っており，住民に対し，予防的保健サービスと健康診査を提供しなければならない」とうたわれている．このため，地方自治体は，プライマリ診療の一環としてネウボラのサービスを提供する義務が課せられている．フィンランドでは，地方自治体が保健センター，ならびに妊産婦ネウボラと子どもネウボラの設置者となっている．

2）フィンランドの母子保健における組織体制

フィンランドにおいて，社会福祉と医療に関する指導責任は社会保険庁が担っている．フィンランドにおける公共の医療サービスには，プライマリ医療と専門病院での医療がある．このプライマリ医療は，保健センター内の診療所で提供されている．また，母子保健サービスを担う妊産婦ネウボラや子どもネウボラも保健センター内に開設されている．妊産婦ネウボラや子どもネウボラでは，保健師が配置されており，母子やその家族への支援を行っている．

この他，保健センター以外にも学校区ごとにネウボラが設置されている．保健センター以外に設置された妊産婦ネウボラや子どもネウボラでは，毎週専門医が巡回して，医療面での診察を実施し，精密検査が必要であれば専門病院へとつないでいる．これらの母子保健サービスは無料で提供されている．

妊産婦ネウボラも子どもネウボラも，保健師が自分の個室をもっており，個別に健康診査が実施される．妊産婦ネウボラで従事する保健師は，通常助産師の免許（保健師と助産師の 2 つの免許）ももっており，内診や超音波検査などの一般診療や各種検査も担っている．どちらのネウボラも，担当保健師制がとられている．このため，担当保健師自身がワンストップ拠点として，必要な支援につなげており，担当保健師が多職種連携の中核を担っている[5]．また，医師も両ネウボラにおいて中核となる役割を担っている．

なお，国の勧告では，妊産婦ネウボラの人員配備は，保健師または助産師 1 人当たり妊婦 76 人，および医師 1 人当たり妊婦 600 人と提言されている[6]．子どもネウボラの人員配置については，子ども 340 人につき保健師 1 人，子ども 2400 人につき医師 1 人を設置するように提言されている[7]．さらに，近年の研究により，妊産婦と子どもネウボラを統合したネウボラは，妊産婦ネウボラと子どもネウボラ別々のネウボラよりも高い効果が報告されており，妊産婦・子どもネウボラ統合型のネウボラが推奨されている．このような統合型ネウボラでは，上限 38 名の妊産婦につき保健師 1 人を配置することとされている．

I フィンランドの基本情報と健康政策

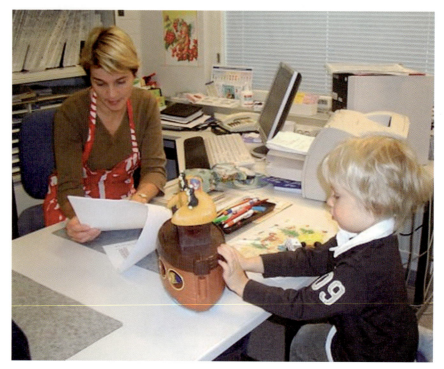

ネウボラにあるクリニック

3）ネウボラにおける支援と普遍性の原則

　フィンランドでは，すべての妊婦とその夫（パートナー），さらにはすべての子育て家族を対象として支援がなされている．フィンランド全土において，ネウボラにおける質の高い均一のサービスを受けることが可能となっている．これは，前述したように，地方自治体がネウボラにおける母子保健サービスの実施主体となっているが，そのサービスの提供状況をフィンランド国立健康福祉研究所がモニタリングし，均一のサービスが提供できているか否かをチェックしているためである．サービスが提供できていない場合には，監督局（National Supervisory Authority）によりペナルティが課されるため，どの地方自治体も同じサービスが提供できるように努めている．さらに，複数のネウボラを管轄する保健センター（日本の保健所機能に近い）の保健師がスーパーバイザーとして，各ネウボラの保健師を支援している．

4）フィンランドの保健師・助産師教育

　ネウボラでの「保健師（助産師）」になるためには，高校卒業後に AMK と呼ばれる職業訓練高等教育機関で4年間学び，看護師の履修科目を受けたうえで，保健師や助産師に必要な履修科目を習得する．日本の制度・資格とほぼ同じであるが，日本のような国家試験制度はなく，高等教育機関を修了すれば，免許を取得できる．

14

引用文献・参考資料

1) 横山美江，Tuovi Hakulinen-Vitanen：フィンランドの母子保健システムとネウボラ．保健師ジャーナル，71（7）：598-604，2015.
2) 横山美江：切れ目ない支援を推進するための保健師活動：日本でネウボラを実現するために．保健師ジャーナル，72（1）：14-19, 2016.
3) Uusi isyyslaki helpottaa isyyden tunnustamista ja parantaa lapsen oikeuksia. https://yle.fi/uutiset/3-8564816
4) 横山美江，Tuovi Hakulinen-Vitanen：フィンランド：ネウボラの妊娠・出産・子育て．保健の科学，59（7）：483-488，2017.
5) 横山美江：フィンランドのネウボラで活躍している保健師から学ぶ子育て世代包括支援センターの在り方．保健師ジャーナル，74（6）：452-457，2018.
6) Ministry of Social Affairs and Health：Child health clinics in support of families with children．A guide for staff．Handbooks of the Ministry of Social Affairs and Health, 2004.
7) Klemetti, R., Hakulinen, T.（eds.）：Guidebook for maternity clinic. National recommendations for maternity clinics．National Institute for Health and Welfare, Guidebook 29, 2013.
8) フィンランド統計局　https://www.stat.fi/index_en.html
9) Kela（社会保険庁事務所）http://www.kela.fi/
10) OECD　http://www.oecd.org/
11) 駐日フィンランド大使館　http://www.finland.or.jp
12) フィンランド外務省発行『フィンランド基本情報』（2015）

Ⅱ

フィンランドとこれまでの
日本の母子保健制度の比較
（エビデンスからみるフィンランドの保健活動の有効性）

1 フィンランドと日本の保健師活動の比較

　表Ⅱ-1 に示すように，これまで日本の母子保健を担ってきた保健師は，地区担当制[*1]，業務分担制[*2]，あるいは地区担当と業務担当を相互に連携しながら活動する重層型[*3] の体制のなかで，地域に密着しながら活動してきた．フィンランドでは，母子（親子）保健に特化した地区担当制をとっているため，この日本の地区担当制はネウボラの保健師活動と類似している．また，業務分担制のなかに地区担当などのシステムがあれば，ネウボラの保健師活動に近いといえる[1]．しかし，これまで日本では多くの場合，母子保健事業が単発のサービス提供に終わっていて，担当保健師に気軽に相談できる顔のみえる関係づくりができていなかった．このため，さまざまな母子保健サービスが用意されているにもかかわらず，個々人の状況に即したサービスにつながらない，妊娠出産に関する悩みについて相談先がわかりにくい・相談体制がないという課題があることが指摘されてきた[2]．

　また，日本の保健師活動はハイリスクアプローチ[*4] に力点がおかれていて，児童虐待などの問題やその疑いがある場合に重点的に支援を行ってきた．このようなハイリスク対応では，リスク予備群を早期に発見し，予防的な介入を実施することが難しくなる．一方，フィンランドの保健師活動は，日本と違い，ポピュレーションアプローチ[*4] が中心である[1]．ネウボラの保健師は，単発の保健事業を切れ目なく提供しているわけではなく，同じ担当保健師が継続的に家族全体の支援を行っており，多職種連携の中核を担っている．さらに，身体面のみならず，精神面，家族問題など包括的にケアを提供している．このような継続的かつ包括的な支援があるからこそ，保健師はその家族との信頼関係を築きやすく，問題の早期発見，予防，早期支援につなげることができている．

＊1　保健師がある一定の地区（小学校区や中学校区など）を受けもって活動を展開する体制
＊2　保健師が母子保健，成人保健，精神保健などの業務を分担して，活動を展開する体制
＊3　地区を分担して受けもつ保健師と，業務を分担して受けもつ保健師を配属して，相互に連携しながら活動する体制
＊4　ポピュレーションアプローチは，集団全体への支援であり，ハイリスクアプローチは，特定の疾患に罹患する危険性の高い集団への支援を行う．

表Ⅱ-1　フィンランドとこれまでの日本の保健師活動の比較

	フィンランド	日　本
保健師活動の制度	担当保健師制 （母子保健に特化した地区担当制）	地区担当制，業務分担制，重層型
健康診査における 保健師のかかわり	定期的な健康診査を通して，担当保健師が母子の医療的なチェックだけでなく，個別に出産や育児，家族全員の問題について相談に応じる	多くの場合（ハイリスク以外），保健事業の提供に終わっている
保健師活動の アプローチの力点と 虐待対応	ポピュレーションアプローチが中心であり，虐待予備群を確実に予防できている	ハイリスクアプローチが中心であり，多くの場合，虐待の発生後，あるいは虐待が疑われるケースへの対応を行っている
多職種連携の中核	担当保健師が明確に多職種連携の中核を担っている	ケースにより，担当保健師が多職種連携の中核を担うこともある
住民と保健師との 信頼関係	妊娠期から就学前まで同じ担当保健師が継続的に支援をするため，お互いに信頼関係を築きやすく，問題の早期発見，予防，早期支援につなげている	担当保健師とかかわる機会が少ないため，多くのケースで信頼関係を構築することが難しい現状がある
保健師活動への 国民の認知度	全国民に認知されている	国民が保健師の役割を知らない

フィンランドの特徴
妊産婦ネウボラは最大76人の妊婦に対して1人，子どもネウボラは最大340人の子どもに対して1人という基準で保健師が配置されている.

　余談ではあるが，筆者がネウボラの保健師にインタビューをした際，児童虐待や家庭内暴力などの問題を抱える家族でさえも，助けを求めてネウボラの担当保健師のところに来ると言っていた.助けを求めて担当保健師のところに来ると言われる背景には，担当保健師との厚い信頼関係があるものと推察される.一方，日本では，児童虐待などの問題を抱える家庭は，保健師が家庭訪問してもなかなか会えないことも多く，家庭で抱える問題を隠そうとする傾向もある.日本では，ハイリスクアプローチに力点がおかれているため，問題があるから保健師が訪ねてくるというイメージをもっている住民もいる.ハイリスクアプローチは，保健師のアプローチの時期やかかわり方にもよるが，住民に自分が責められるのではないかという警戒感を抱かせる要因にもなりえる.

　前述したように，フィンランド人にとって，保健師は子育て中の家族を支える重要な存在として認知されている.一方，日本においては，ほとんどの国民が保健師の役割を知らない現状がある.看護系大学の新入生でさえ，保健師についてのイメージをもっていない.今後は，日本においても，保健師の役割を国民に積極的にアピールする必要がある.

② フィンランドと日本の母子保健制度の比較

　フィンランドの母子保健制度は，非常にシンプルである.日本であれば，妊娠がわかれば，向かう先は病院であるが，フィンランドでは妊娠がわかれば，向かう先は病院ではなくネウボラに行

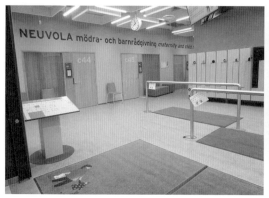

図II-1 ネウボラの入り口

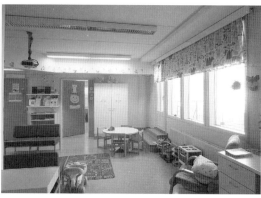

図II-2 ネウボラの待合室

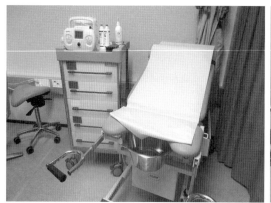

図II-3 ネウボラのクリニックの部屋

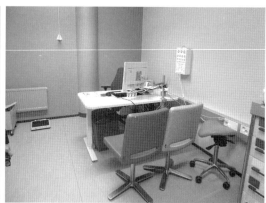

図II-4 ネウボラのクリニックの部屋

く．妊婦とその夫（パートナー）はネウボラの担当保健師のクリニック（**図II-1〜4**）を定期的に受診することになる（**表II-2**）．

妊産婦ネウボラで従事する保健師は，通常助産師の免許（保健師と助産師の2つの免許）をもっており，内診や超音波検査などの一般診療による妊婦健診を実施するとともに，家族全体の健康相談にも応じている[3-5]．一方，日本では，病院などで妊婦健診は実施するが，フィンランドのように家族全員の健康相談に応じるシステムはない．

フィンランドでは，この他，初めて子どもを迎える夫婦に対して両親学級も実施されている．また，初産婦に対しては出産前に最低1回ネウボラの担当保健師による家庭訪問も行われる．出産後も同様に，ネウボラの担当保健師が家族全員の支援を行う．さらに，出産後最低1回全家庭にネウボラの担当保健師による家庭訪問が行われる．

なお，フィンランドでは，全国どこでも上記で示したような質の高い均一のサービスを受けることが保証されている（後述）．この点でも，各自治体の創意工夫が求められる日本のシステムと大きく異なっている．

表Ⅱ-2　フィンランドと日本の母子保健制度の比較

		フィンランド	日　本
母子保健制度全体		シンプルで国民にわかりやすい	各自治体の裁量に任せられているところが多く，複雑でわかりにくい
妊娠がわかったとき		電話で連絡し，ネウボラの担当保健師のクリニックを受診	医療機関を受診
妊娠期の健康管理	母子健康手帳の交付	ネウボラの担当保健師	各自治体（子育て包括支援センター）の窓口（保健師などによる妊婦面接時）
	健康診査の対象	妊婦とその夫（パートナー）	妊婦
	健康診査の機関と回数	ネウボラの担当保健師のクリニックを受診（初産婦15回，経産婦11回）医師がネウボラを巡回し，診察3回	病院・診療所・助産所に受診（計14回）
	健康教育	ネウボラにおいて両親学級1回	医療機関または助産所での妊婦（両親）教室　自治体での妊婦（両親）教室
	家庭訪問	出産前後にネウボラの担当保健師による家庭訪問1回	保健師などによるハイリスク妊婦への家庭訪問
出産機関		大半が公立病院（ほぼ無料）	医療機関または助産所（出産一時金支給あり）
乳児期の支援	家庭訪問	ネウボラの担当保健師による家庭訪問最低1回	保健師による新生児訪問（全数訪問している自治体もあるが，ハイリスクあるいは希望者のみ訪問している自治体もあり，自治体により異なる）乳児家庭全戸訪問事業（自治体により訪問者は異なる）1回
	乳幼児健診の制度	ネウボラにおける担当保健師のクリニックを可能なかぎり家族全員で受診	集団健診で多くの場合，子どもと母親のみが受診
	乳幼児健診の対象	家族全員	ほとんどの場合，子どもと母親
	乳幼児健診の頻度	就学前まで担当保健師により全15回　医師により5回の健康診査	就学前までに3回～5回の集団健診
	乳幼児健診の時間	1回の面談は30分から1時間をかけて個別に丁寧に行われる	集団健診における育児相談（面談）は，ケースにより異なる
	家族全員の健康支援	家族全員の総合健康診査3回	家族支援の視点は今後さらに強化する必要がある

③ フィンランドのネウボラにおける保健師活動の有効性

1）同じ担当保健師による継続支援の効果

フィンランドでは，妊婦とその家族を支援するための妊産婦ネウボラ，ならびに出産後の子ども

II フィンランドとこれまでの日本の母子保健制度の比較

表II-3　フィンランドの母親と日本の母親の健康状態の比較

	フィンランドの母親 Mean±SD	日本の母親 Mean±SD	P-value
母親の主観的健康感[1]	4.27±0.78	3.83±0.82	P<0.001
ストレス得点	3.81±2.08	3.63±2.13	n.s
EPDS	5.22±3.63	4.64±3.55	n.s

[1] 主観的健康感は，健康状態が非常によいを5点〜よくないを1点と点数化

（文献8より引用改変）

表II-4　フィンランドと日本の育児情報源の比較

	フィンランドの母親	日本の母親	P-value
【人からの情報】			
両親グループ	20.8%	4.8%	P<0.001
子どもをもつ友人	88.1%	75.8%	P=0.006
保健師	85.1%	7.7%	P<0.001
【物からの情報】			
テレビ	14.9%	31.9%	P<0.001
本や雑誌	72.3%	64.4%	n.s
インターネット	84.2%	69.1%	P=0.002

（文献8より引用改変）

表II-5　母親の主観的健康感と関連要因の分析結果

独立変数	Beta	95% CI	P-value
保健師からの育児情報	0.13	0.09, 0.44	P=0.001
ストレス得点	-0.36	-0.17, -0.11	P<0.001
母親の年齢	-0.12	-0.04, -0.01	P=0.004
対象児の性別	0.94	0.03, 0.28	P=0.015
妊娠中の異常	0.15	0.12, 0.38	P<0.001
必要な場合祖父母に頼れる母親の自覚得点	0.09	0.01, 0.17	P=0.028

（文献8より引用改変）

とその家族を支援するための子どもネウボラがある．Tuominenらの研究[6, 7]によると，妊産婦ネウボラと子どもネウボラを統合したネウボラの利用者，すなわち妊娠期から子育て期に至るまで同じ担当保健師に支援された利用者は，妊産婦ネウボラと子どもネウボラそれぞれで違う担当保健師に支援された利用者よりも，両親ともに満足度が高く，サービスの質も向上したことを報告している．フィンランドでは，このようなエビデンスに基づいて，近年では妊産婦ネウボラと子どもネウボラを統合したネウボラで，同じ担当保健師の支援を長期にわたって継続することが推奨されている．妊産婦ネウボラでは出産までの期間，子どもネウボラでは出産後6年間にわたって同じ担当保健師の継続的な支援が行われるが，妊産婦ネウボラと子どもネウボラを統合したネウボラで

は，さらに担当保健師とのかかわりが7年近くに及ぶ．このような長期間の継続的な支援のなかで，厚い信頼関係が構築され，児童虐待などの問題も早い段階で予防されている．

2）フィンランドと日本の母親の健康状態の比較からみた ネウボラの保健師活動の有効性

このようなフィンランドのネウボラの担当保健師による継続的な支援が，どのように効果があるのかということであるが，まず**表Ⅱ-3**をご覧いただきたい．

これは，筆者の研究室，フィンランド国立健康福祉研究所，ならびにヘルシンキ大学との国際共同研究の結果を示したものである[8]．フィンランドのネウボラを利用する4か月児をもつ母親の健康状態と，フィンランドの母親の年齢，子どもの月齢，および子どもの数をマッチさせた日本の母親の健康状態を比較すると，母親のストレス得点やエジンバラ産後うつ病自己評価票（EPDS）の得点には差はなかったものの，母親の主観的健康感には有意な差異が認められ[8]，フィンランドの母親のほうが主観的健康感がよいということが明らかとなった．加えて，フィンランドの母親は，ネウボラの担当保健師から育児情報を得ていると回答した者が9割弱であったのに対し，日本の母親では1割に満たない状況で，日本の母親は保健師から育児情報を得ていると回答した者が有意に少ないことが判明した（**表Ⅱ-4**）[8]．さらに，分析の結果，保健師からの育児情報は，母親の主観的健康感を高めるうえで重要な役割を果たしていることも示された（**表Ⅱ-5**）[8]．

以上のように，フィンランドのネウボラの担当保健師による継続的な支援は，母親の健康を保持するうえでも効果が認められる．日本においても，担当保健師制をいかに強化できるかが，これからの母子保健の発展の鍵といえる．

引用文献

1) 横山美江：ネウボラで活躍しているフィンランドの保健師と日本の保健師活動の未来．大阪市立大学看護学雑誌，2018．
2) 厚生労働省　母子保健課　www.mhlw.go.jp/file/05-shingikai-11901000-koyoukintoujidoukateikyoku-soumuka/0000038683.pdf
3) 横山美江，Tuovi Hakulinen-Viitanen：フィンランドの母子保健システムとネウボラ．保健師ジャーナル，71（7）：598-604，2015．
4) 横山美江：切れ目ない支援を推進するための保健師活動：日本でネウボラを実現するために．保健師ジャーナル，72（1）：14-19，2016．
5) 横山美江，Tuovi Hakulinen-Viitanen：フィンランド：ネウボラの妊娠・出産・子育て．保健の科学，59（7）：483-488，2017．
6) Tuominen, M. et al.：Does the organizational of the maternity health clinic have an influence on women's and their partners'experiences? A service evaluation survey in Southwest Finland. BMC Pregnancy and Childbirth, 12：96, 2012.
7) Tuominen, M. et al.：Relational continuity of care in integrated maternity and child health clinics improve parents'service experiences. International Journal of Integrated Care, 14（29）：1-12, 2014.
8) Yokoyama,Y., Hakulinen, T. et al.：Maternal subjective well-being and preventive health care services in Japan and Finland. European Journal of Public Health, 2017. doi: 10.1093/eurpub/ckx211

Ⅲ フィンランドの妊産婦ネウボラ・子どもネウボラの活動

1 妊産婦ネウボラ・子どもネウボラの活動を導く原則

　フィンランドでは，各自治体が，子どもをもつ家族向けのサービスを提供している．そのため，妊婦とその家族，子どもとその家族，あるいは特別な支援を必要とする家族に対しても，健康を維持・増進するサービスが保障されている．このサービスを提供する場が，ネウボラである．「ネウボラ neuvola」とは，フィンランド語で「アドバイスの場所」を意味している（ネウヴォ neuvo がアドバイス・情報の意味）．ネウボラは，妊娠期から就学前までの子どもと家族を支援するための地域拠点（ワンストップ）であり，担当保健師が中心となって支援にあたっている．

　ネウボラには，妊産婦ネウボラと子どもネウボラがあり，国の指針に基づいて，専門職員が配置されている．妊産婦ネウボラや子どもネウボラは，地域ごとに設置されており，保健センター（日本の保健所に近い機能を有する）内に開設されている場合もあるが，保健センター以外の場所にも設置されていることもある．保健センター以外に設置された妊産婦ネウボラでは，毎週産科専門医が巡回して，医療面での診察を実施し，精密検査が必要であれば地域の病院へとつないでいる．日本においては，各自治体で受けることのできる保健サービスは異なっているが，フィンランドのネウボラでは，科学的な検証に基づいて策定されたガイドラインによりサービスの標準化が推進されており，フィンランド国内では，どこでも質の高い均一なサービスを受けることができる．

　ネウボラの保健師は，予防に重点をおいて活動している．そのため，その地域に在住する妊婦やその家族，あるいは子どもをもつ家族のすべてを対象として，その地域を担当する保健師が手厚い支援を実施している（ポピュレーションアプローチ）．ネウボラでは，同じ担当保健師が家族全員に対し身体面のみならず，精神面，家族問題など包括的に継続的なケアを提供している．このような同じ担当保健師による支援があるからこそ，保健師はその家族との信頼関係を築きやすく，家族が抱える繊細な問題さえも早期発見でき，早期支援につなげることができる．ひとたび，何らかのリスクが家族に認められた場合には，ただちに他職種と連携し，早期に家族のニーズに基づいて必要な支援につなげている．このように，担当保健師が多職種連携の中核を担っている．

② 妊産婦ネウボラと子どもネウボラの目的

　妊産婦ネウボラにおける活動の目的は，妊産婦と胎児の健康を守り，もうすぐ親となる人々と家族全体の健康を増進し，さらに，これから誕生する子どもの健全かつ安全な養育環境を整えることである．また，妊娠中に発生しやすい問題を予防することも目的としている．妊娠期の問題や障害をできるかぎり早く把握し，必要なケアや援助に適切につなげるために支援している．

　一方，子どもネウボラは，就学前（0〜6歳）の子どものいる家族を対象にサービスを提供している．子どもネウボラの目的は，子どもとその家族全員の健康状態の確認，および養育状況を支援し，疾病を予防することである．加えて，子どもの健全な成長と発達を支援し，子どもを養育している親たちをエンパワメントすることにも力点をおいている．子どもとその家族の健康や社会的な問題，あるいは特別な支援が必要と判断されるケースを早期に把握し，支援を提供しつつ，利用者に治療を受けさせることも，ネウボラの担当保健師や担当医の重要な役割である[1]．

　さらに，妊産婦ネウボラや子どもネウボラでは早期の支援により，健康格差を低減することもめざしている．

1）妊産婦ネウボラにおける活動

（1）利用者（妊婦）目線からみた支援

　妊産婦ネウボラの保健師は，妊婦の目線からみた目標を掲げながら，支援を行っている．日本の子育て世代包括支援センターにおいても，妊婦面接をはじめとして，妊婦目線での支援の必要性が強調されており，フィンランドのネウボラはそのお手本となりうる．たとえば，**表Ⅲ-1**に示すように，妊婦とその夫が妊娠期のケアに積極的に参加し，必要な支援や援助を適切に受けられること，あるいは，妊婦自身と家族全体のよい健康習慣の保持・増進に努め，さらに妊婦自身の健康や生まれてくる子どもの健康な生活習慣，および養育力の向上をめざしつつ，起こりうる変化に備えられるようにするために，担当保健師が支援をしている．

　また，母親になること，父親になることに自信がつき，安定した夫婦関係であると妊婦やその夫が感じることができるように担当保健師がエンパワメントし，かつ妊娠，出産，および子どもの養

表Ⅲ-1　妊娠期における利用者（妊婦）目線からみた支援

- ・利用者（妊婦）とその夫が妊娠期のケアに積極的に参加し，必要な支援や援助を適切に受けられるようにする
- ・妊婦が，自分と家族全体のよりよい健康習慣の保持・増進に努め，さらに妊婦自身の健康や生まれてくる子どもの健康な生活習慣，および養育力の向上を目指しつつ，起こりうる変化に備えられるようにする
- ・母親になること，父親になることに自信がつき，また，安定した夫婦関係であると妊婦とその夫が感じられるようにする（育児に関するイメージづくりもここに含まれる）
- ・妊娠，出産，および子どもの養育が，妊婦自身とその夫の生活にどのような変化をもたらすかを妊婦自身とその夫が認識し，その準備ができるようにする
- ・妊婦とその夫が自分たちのことに耳を傾けられていると感じ，起こりうる不安や必要な支援について話し合えるようにする
- ・妊婦とその夫が自分たちがもつ力を理解し，家族のために何ができるかについて明確に自覚できるようにする
- ・妊婦とその夫が相互に支援を受けて，自分のもつ支援のネットワークを認識し，必要な場合にどこから支援を得られるかを認識できるようにする

Ⅲ フィンランドの妊産婦ネウボラ・子どもネウボラの活動

表Ⅲ-2　妊産婦ネウボラにおける保健師の活動

【健康診査】
・胎児，妊産婦，および家族全体の健康状態を確認し，健康増進を図るために，それぞれの時期に沿った健康診査を実施する
・特定の時期の健康診査では，子どもの誕生を待つ家族に対して家族全員の総合健康診査を実施し，家族全体の健康生活を支援する
・妊娠期の問題とそのリスク要因をできるかぎり早期に把握し，必要であれば追加の検査や治療へとつなぐ
【養育力の育成と夫婦関係の調整】
・子どもの誕生を待つすべての親に対して健康相談を実施し，夫婦関係を調整するとともに，家族全体の養育力を高め，さらに家族全体の健康増進に努める
・どのような家庭で親となるかにかかわらず，自分が親であることの強みを見つけられるように妊婦とその夫を支援する
・妊婦とその夫の相互のコミュニケーションを促し，親となることや夫婦関係に関連する事柄を話し合えるように支援する
・出産後の避妊ケアを含む妊婦とその夫の性・生殖に関する健康を促進する
【家庭訪問に関する支援】
・第一子を妊娠中の家族と子どもが誕生したすべての家族に対して家庭訪問を実施する
・特別な支援を必要とする家族に対しては，必要に応じて家庭訪問を実施する
【両親学級と両親グループ】
・両親学級を運営する
・ピアサポートとして，両親グループを支援し，必要に応じて両親を両親グループにつなげる
【ハイリスク家庭への支援】
・世代間に連鎖する問題やハイリスク要因を特定することにより，特別な支援を必要とする妊婦やその夫を早期に発見し，支援する（対象を特定した支援）
【サービスにつなぐこと，および関係機関との協働】
・子どもの誕生を待つ家族のための自治体のサービスについて熟知し，必要に応じてサービスへとつなぐ（公的扶助も含む）
・子どもの誕生を待つ家族の健康を増進するために，自治体の各種関係機関，医療，その他必要な関係者との協働を図る

育が，妊婦とその夫の生活にどのような変化をもたらすかを認識してもらい，その準備ができるように，担当保健師が育児に関するイメージづくりを手助けしている．また，担当保健師は，妊婦やその夫が自分たちのことについて耳を傾けていると感じてもらい，起こりうる不安や必要な支援について共に話し合い，妊婦自身とその夫が自分のもつ力を理解し，家族のために何ができるかについて明確に自覚できるようにしている．さらに担当保健師は，妊婦やその夫が，相互に支援を受けて，自分のもつ支援のネットワークを認識し，必要な場合にどこから支援を得られるかを認識できるようにしている．そのため，担当保健師は，健康診査の面談や家庭訪問などを通じて，妊婦やその夫の話に耳を傾け，適切な助言をしている．

（2）担当保健師の活動

妊産婦ネウボラにおける担当保健師は，**表Ⅲ-2**に示す事柄も目標に活動している．具体的には，胎児，妊産婦，および家族全体の健康状態を確認し，健康増進を図るために，それぞれの時期に沿った健康診査を実施している．日本においては，産科病院の医師が妊婦健診を担当しているが，フィンランドでは妊産婦ネウボラの担当保健師（助産師の免許ももっている）が主担しているところに大きな違いがある．また，特定の時期の健康診査では，子どもの誕生を待つ家族に対して家族全員の総合健康診査を実施し，家族全体の健康生活を支援している．さらに，妊娠期の問題とそのリスク要因をできるかぎり早期に把握し，必要であれば追加の検査や治療へとつないでいる．

担当保健師は，子どもの誕生を待つすべての親に対して健康相談を実施し，夫婦関係を調整する

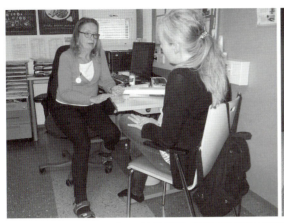
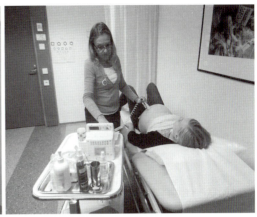

図Ⅲ-1 妊産婦ネウボラの健診場面（妊娠35週の妊婦）
・担当保健師は，妊婦の体調，睡眠状況，分娩方法（陣痛も含む）や不安，妊娠中の食事，母乳，パートナーとの生活，パートナーと話し合うことの大切さ，妊娠中の上の子どもとの過ごし方などについて聞く．
・避妊具（ピル，IUD，コンドームなど）の話も具体的に説明し，実際の避妊の処置については，避妊・家族計画センターで対応することを説明している．

とともに，家族全体の養育力を高め，家族全体の健康増進に努めている．健康診査の面談や家庭訪問などを通じて，妊婦やその夫の相互のコミュニケーションを促し，親となることや夫婦関係に関する事柄を話し合えるように支援している．さらに，どのような家庭で親となるかにかかわらず，自分が親であることの強みを見つけられるように親を支援している．加えて，出産後の避妊ケアを含めて妊婦とその夫の性や生殖に関する健康についての指導も行っている．

　第一子を妊娠中の家族と子どもが誕生したすべての家族に対して家庭訪問を実施している．特別な支援を必要とする家族に対しては，必要に応じて追加の家庭訪問を実施している．さらに，両親学級を運営し，ピアサポートとしての両親グループを支援し，必要に応じて妊婦やその夫を適切に両親グループにつなげている．

　世代間に連鎖する問題やそのリスク要因を特定することにより，特別な支援を必要とするハイリスク家庭を早期に発見し，必要なサービスの導入や関連機関の連携によって早期に支援している．

　さらに，担当保健師は，子どもの誕生を待つ家族のための自治体のサービスについて熟知することで，妊婦やその夫のニーズを見極め，必要と判断されるサービスに適切につなげている．保健師は常に子どもの誕生を待つ家族の健康を増進するために，自治体の各種関係機関，医療，その他必要な関係者とよりよい協働を図ることをめざしながら活動している．

2）子どもネウボラにおける担当保健師の活動

　子どもネウボラにおける保健師は，**表Ⅲ-3**に示す項目を目標に活動している．これらの目標は，妊産婦ネウボラの目標との連続性のなかで立てられているため，妊産婦ネウボラと同じ目標も有している．子どもネウボラにおいては，子どもと家族全体の健康状態を確認し，健康増進を図るために，定期的な乳幼児健康診査を実施している．この定期健康診査の一環として，総合健康診査を実施し，家族全体の健康生活を支援している．総合健康診査は，子どもが4か月，18か月，および

III フィンランドの妊産婦ネウボラ・子どもネウボラの活動

表III-3 子どもネウボラにおける保健師の活動

【健康診査】
- 子どもと家族全体の健康状態を確認し、健康増進を図るために、定期的な乳幼児健康診査を実施する
- 定期的な健康診断の一環として、総合健康診査を実施し、家族全体の健康生活を支援する。総合健康診査は、子どもが4か月、18か月、および4歳の時に実施する

【子どもの発達への支援】
- 子どもの身体的・精神的・社会的発達面の障害とリスク要因をできるかぎり早期に把握し、子どもと家族に対して必要な支援を提供する。また、必要であれば追加の検査や治療へとつなぐ

【養育力の育成と夫婦関係の調整】
- 子どもの両親に対して健康相談を実施し、夫婦関係を調整するとともに、家族全体の養育力を高め、さらに家族全体の健康増進に努める
- どのような家庭で親となるかにかかわらず、自分が親であることの強みを見つけられるように両親を支援する
- 両親の相互のコミュニケーションを促し、親となることや夫婦関係に関する事柄を話し合えるように支援する
- 両親の性・生殖に関する健康について話し合い、助言する

【家庭訪問に関する支援】
- 第一子が誕生したすべての家族、両親の一方がはじめて子どもを授かった家族、あるいは、誕生した子どもがフィンランドで最初に生まれた子どもである家族に対して、家庭訪問を実施する
- 特別な支援を必要とする家族に対しては、必要に応じて家庭訪問を追加する

【両親学級と両親グループ】
- 妊産婦ネウボラと一緒に、多職種からなる両親学級の実施に携わる
- ピアサポートとして、両親グループの開催を支援し、必要に応じて両親を両親グループにつなげる

【ハイリスク家庭への支援】
- 特別な支援を必要とする子どもと家族を早期に確認し、世代間に連鎖する問題やリスク要因を特定することにより十分な支援を提供する（対象を特定した支援）

【サービスにつなぐこと、および関係機関との協働】
- 子どものいる家族のための自治体のサービスについて熟知し、必要に応じてサービスにつなげる
- 保健医療の専門職、子どものいる家族に対してサービスを提供する関係機関およびその他の必要な関係者との協働を図り、活動を調整する

【予防接種の実施】
- 国の予防接種プログラムに則り、子どもに対して予防接種を実施する

4歳の時に実施している。これらの健康診査を実施するなかで、子どもの身体的・精神的・社会的発達面での障害とリスク要因をできるかぎり早期に把握し、子どもと家族に対して必要な支援を提供している。妊産婦ネウボラと同様、子どもの両親に対して健康相談を実施し、夫婦関係を調整するとともに、家族全体の養育力を高め、さらに家族全体の健康増進に努めている。また、担当保健師は、両親の相互のコミュニケーションを促し、親となることや夫婦関係に関連する事柄を話し合えるように常に心配りをしている。そして、どのような家庭で親となるかにかかわらず、自分が親であることの強みを見つけられるように支援している。同時に、両親の性・生殖に関する健康について話し合い、指導も行っている。

第一子が誕生したすべての家族、両親の一方がはじめて子どもを授かった家族、あるいは、誕生した子どもがフィンランドで最初に生まれた子どもである家族に対して、家庭訪問を実施している。また、特別な支援を必要とする家族に対しては、必要に応じて家庭訪問を追加している。

妊産婦ネウボラと一緒に、ピアサポートとして、多職種からなる両親学級を運営し、必要に応じて両親を適切なグループにつなげている。

さらに、世代間に連鎖する問題のリスク要因を特定することによりハイリスク家庭を早期に確認し、虐待予防に対する支援を早期に実施している。

担当保健師は、子どものいる家族のための自治体のサービスを熟知し、必要に応じてそれらのサービスを提供していく役割を担っている。また、保健医療の専門職（医師、看護師、心理士、理

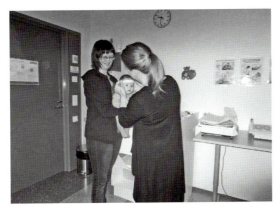

図Ⅲ-2　子どもネウボラの
担当保健師による計測場面

学療法士，言語療法士，栄養士，学校保健師，歯科衛生の専門職など），子どものいる家族に対してサービスを提供する関係機関（幼児教育機関，ソーシャルワーク，児童保護機関），およびその他の必要な関係者との協働を図り，活動を調整することも担当保健師の役割である．

なお，子どもネウボラでは，国の予防接種プログラムに則り，子どもに対して適切な時期に予防接種を実施している．

❸ ネウボラに必須のシステム

1）担当保健師制（担当医制）と家族全体の支援

妊産婦ネウボラと子どもネウボラに必須の支援システムは，担当保健師と担当医の継続した支援と子どもの父親を含めた家族全体の支援である．保健師と医師のどちらも，常に同じ担当者であることは，ネウボラの利用者にとってなじみ深く，安心感を与えることになり，それにより信頼関係を築くことができる．このような信頼関係があるからこそ，利用者は日頃不安や困難に感じていることを率直に話せるようになる．保健師や医師が頻繁に交代すれば，家族との信頼関係を築くことは難しくなる．したがって，担当保健師と担当医が長期にわたり，同じ利用者を継続して支援するシステムが保障されている．

なお，妊産婦ネウボラと子どもネウボラの保健師（助産師）は，それぞれのネウボラでクリニックをもち，そこで常駐しているが，医師については，各ネウボラを巡回しながら，診療にあたっている．

同じ担当保健師と担当医が継続して支援することは利用者との信頼関係を構築するうえで重要である．

2）妊産婦ネウボラと子どもネウボラのタイプ

フィンランドにおける妊産婦ネウボラと子どもネウボラのタイプには，2つある．ひとつは，妊

Ⅲ　フィンランドの妊産婦ネウボラ・子どもネウボラの活動

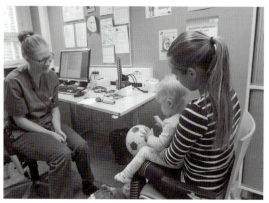

図Ⅲ-3　統合型ネウボラでの担当医の定期健康診査の場面（1歳6か月健診）
・診察の最初に，子どもをおもちゃで遊ばせ，おもちゃの遊び方を見ながら診察
・担当医は，対象児の身体面だけではなく，きょうだい児のこと，母親の体調，家族全員のことについても話を聞きながら，診察．

産婦ネウボラと子どもネウボラがそれぞれ別の施設としてサービスを提供するものであり，妊産婦ネウボラと子どもネウボラでそれぞれ異なる担当保健師がいる．もうひとつは，妊産婦ネウボラと子どもネウボラが継続したシステムとして実施されるもので，妊娠中から子どもが就学するまで同じ担当保健師が家族全員を継続的に支援する統合型ネウボラである．2017年では，地方自治体の1/3が妊産婦ネウボラと子どもネウボラを別の施設としてサービスを提供しており，1/3が妊産婦ネウボラと子どもネウボラの統合型ネウボラ，残りの1/3が両方のタイプを有してサービスを提供していた[2]．統合型ネウボラでは，妊娠から出産後も途切れずに担当保健師のケアが提供されることにより受けられる家庭訪問の回数や適切な支援が増え，ネウボラのサービスに対する親の満足度が高くなることが報告されている[3,4]．さらに，統合型ネウボラの担当保健師との関係が継続することによって，母親と父親の親役割に対する自己効力感にもよい影響が認められている[5]．

4　面談で行われる健康に関する助言

1）家族のニーズに基づいた健康に関する助言

ネウボラの面談中，健康に関する助言をする際には，子どもと両親が申し出たニーズや心配事，または健康診査で確認された問題を最初に取り上げる．健康に関する助言は，たとえば子どもの発達段階や家族の変化などに関連する予測可能なニーズにも注意を払う．

健康に関する助言をする際には，家族全体のこと，すなわち子どもと両親双方のことを考えながら助言する．子どもの個別のニーズと発達段階（特に心理社会的な発達と精神保健）について，子どもと両親双方の意見を確認する．また，十分な面談時間をとることで，子どもや両親と相互に話し合うことができ，その話し合いのなかで子どもや両親が支援ニーズを言葉として表現し，子どもや両親の支援ニーズや心配事を特定できる．

子どもや両親のニーズに添った助言をするためには，家族全体のことを考慮する．たとえば，子どもが早期に身につけた健康的な生活習慣は，子どもの健康と家族全体の養育状況によい影響をもたらす．両親の生活習慣は，子どもの生活習慣のお手本となり，家族全員の健康にも影響する．し

たがって，子どもの生活習慣を健康的なものにするためには，両親の生活習慣をより健康的なものにすることが大切である．

　健康に関する助言をすることで，今後起こりうる課題への対処方法について話し合うことができ，それが両親の手助けとなる．今後起こりうる課題とは，たとえば妊娠期間中の身体的変化や，子どもの誕生が家庭生活や夫婦関係に与える影響などである．また，子どもの新たな発達段階がもたらす変化と課題について，通常の発達段階を両親に示すことで，両親に余計な不安や心配をさせなくてすむ．

> 健康に関する適切な助言をすることで，今後起こりうる課題への対処方法について話し合うことができ，それが両親の手助けとなる．

2）健康に関する助言の領域

　健康に関する助言は，根拠に基づいたものでなければならない．すなわち，助言の内容が有効と評価された研究知見に基づくか，研究の少ない領域では複数の専門家の一致した意見に基づかなければならない．そのような助言は，知識を実践に応用することであり，健康に対する責任を負うこと，さらには家族の社会的ネットワークや親としての能力を強化するものでなければならない．専門家が助言することで，親役割や夫婦関係を支援し，家族の社会的ネットワークを確固たるものにすることで家族への支援を広げていく．助言をするときには，それぞれの家族のニーズに添って進めていく．そうすることで，健康に関する助言（**表Ⅲ-4**）の多くは，より有意義なものとなる．対象ケースが子どもの誕生を待つ家族なのか，あるいはすでに子どもがいる家族なのか，さらには子どもが何歳なのかによって，健康に関する助言の内容や重点課題が変わってくる．

　子どもの誕生を待つ家族では，助言の中心は，親となること，夫婦関係の変化，子どもとの関係，および精神保健である．健康に関する助言の内容として，喫煙，飲酒やその他薬物使用，授乳

表Ⅲ-4　健康に関する助言の内容例

- ・人間関係，とりわけ夫婦関係と子どもとの関係，および親戚や友人との関係
- ・親であること，とりわけ親役割と親の能力，母性，父性
- ・精神保健
- ・妊娠期間中の変化
- ・健康的な性生活，避妊
- ・栄養摂取と授乳
- ・運動
- ・休息と余暇
- ・喫煙と飲酒，およびその他の薬物使用の予防
- ・家庭内暴力の予防
- ・子どもの成長，心理社会的発達と身体的発達
- ・歯科衛生
- ・子どもの事故予防
- ・いじめの予防
- ・子どもの健康と安全についてのメディアの情報
- ・職業に関連する健康上のリスク要因
- ・全国予防接種要綱に添った予防接種と感染症の予防
- ・利用可能な社会資源（サポート），社会保障，保健サービス

Ⅲ フィンランドの妊産婦ネウボラ・子どもネウボラの活動

とその他の栄養摂取，運動に関しての助言が多くなる．妊娠期間とそれに関連するリスク，出産と子育てに関する情報も含まれなければならない．

　子どもネウボラでは，子どもの成長と発達，授乳，栄養摂取，睡眠，親子関係，健康的な性生活，子育て，および安全な家庭環境や近隣環境が健康に及ぼす影響などについて助言する．さらに，親役割，夫婦関係，両親の精神保健，健康的な生活習慣，とりわけ栄養摂取に関すること，飲酒・薬物使用，および休息と運動は，健康に関する助言の重要な項目である．

3）健康に関する助言の実践

　妊産婦ネウボラへの初回受診時から，妊産婦ネウボラでは家族全体の状況を把握し，両親が育児をうまくできるかどうかに注意を払う．妊産婦ネウボラを初めて受診したすべての妊婦に対して，出産や子育てに関するガイドブックを手渡す．このガイドブックには，妊娠期，出産，新生児のケア，親となること，そして夫婦関係についての情報が記載されている．子どもの誕生は人生における変化の時期であり，それには喜びはもちろんのこと，負担や重荷となることも含まれるのだということを，ガイドブックで読者に知らせている．

　このようなガイドブック，あるいは保健指導のためのリーフレットを両親に提示し，その内容を話し合うことが大切である．内容について話し合っていないのに，家に持ち帰って読むように資料を提供することは，せっかくの大切な情報を活用できないことになる．提供する資料や配布時期については，保健センターと妊産婦ネウボラで合意しておく．資料の一部は，支援の必要性の根拠となる．

　妊娠 13〜18 週に行われる総合健康診査の面談では，さまざまな内容を取り上げ，助言する（**表Ⅲ-4** 参照）．なかでも，親となること，夫婦関係については，重点をおいて話し合う．夫婦関係を積極的に築き，ケアしていくために，たとえば夫婦で一緒に時間を過ごすことや，親密な触れ合いを大切にすることが重要であると助言する．総合健康診査を受ける前に，両親に対して，「初めて子どもを授かる親の気力と体力診断（**資料Ⅲ-1**）」への記入を依頼する．両親がこのアンケートを記入するにあたり，どのような考えが思い浮かんだか，あるいはどのような話し合いをしたかについて，妊産婦ネウボラで質問して話し合う．子どもネウボラにおいても，子どもが 4 か月，18 か月，および 4 歳の時に行われる総合健康診査の面談において，再び，親であることと夫婦関係について重点的に話し合う．話し合いでは，夫婦関係を積極的にケアしなければならないこと，どちらの親も親であることの責任を積極的に負わなければならないという話題も取り上げる．家族全員が一緒に過ごす時間は大切で，それに加えて，夫婦関係を大事にすることも重要であることを助言する．4 か月児の総合健康診査を受ける前の「子育て中の家庭に関するアンケート（**資料Ⅲ-2**）」についても同様に，記入時にどのような考えが思い浮かび，どのような話し合いをしたかを質問し，話し合う．

　健康に関する助言をするときには，利用可能な社会資源や親の能力に合わせて，目標を設定する．目標を変更する必要がある場合には，目標をどのように再設定するかを話し合い，そのことを明確に記録し，どのようにフォローしていくかについても家族と合意する．必要に応じて，次の面談でも目標達成に向けて継続的に支援していく．最初に設定した目標に再度立ち戻ることは，助言

資料Ⅲ-1　初めての子どもを授かる親の気力と体力診断

	そう思う	少しそう思う	あまりそう思わない	まったくそう思わない
健康状態や生活様式				
1. 私は健康であると思う	1	2	3	4
2. いつも元気である	1	2	3	4
3. 出産のことは安心している	1	2	3	4
4. お酒が胎児に悪影響を及ぼすことを知っている	1	2	3	4
5. お酒が自分の健康に悪影響を及ぼすことを知っている	1	2	3	4
6. タバコが胎児に悪影響を及ぼすことを知っている	1	2	3	4
7. 家族にはアルコール中毒などの心配はない	1	2	3	4
8. 私は普段明るくて活動的である	1	2	3	4
9. 睡眠は十分とれている	1	2	3	4
10. 規則正しい食事をしている	1	2	3	4
自分の子ども時代の経験				
11. 親がよく面倒をみてくれた	1	2	3	4
12. 子ども時代の家は安全だった	1	2	3	4
13. 親に自分の人格が認められていた	1	2	3	4
14. 子どものときの経験は今の自分を悩ませていない	1	2	3	4
夫婦関係				
15. 感情をお互いに表すことができる	1	2	3	4
16. 困難なことに直面したときにも相談ができる	1	2	3	4
17. 肉体的な暴力はない	1	2	3	4
18. 精神的な虐待はない	1	2	3	4
19. 家事はいつも分担しようとする	1	2	3	4
20. お互いに愛情を表す	1	2	3	4
21. 性生活は、出産後に変わるかも知れないことを知っている	1	2	3	4
22. 性生活について相談できる	1	2	3	4
23. 一緒の時間や趣味を大切にしている	1	2	3	4
24. お互いのプライバシーと時間を尊重する	1	2	3	4
25. 夫婦の仲がよいことが家族にもよいことだと知っている	1	2	3	4
26. 夫婦関係がうまくいくよう努力したい	1	2	3	4
親の役割と親としての成長				
27. 妊娠と出産が自分の生活を変化させるのは自然なことであると思う	1	2	3	4
28. うまく子育てができると思う	1	2	3	4
29. 妊娠や出産、また育児を通して子どもとの絆が強まることを知っている	1	2	3	4
30. 妊娠中にマタニティブルーになることがあるということを知っている	1	2	3	4

III フィンランドの妊産婦ネウボラ・子どもネウボラの活動

資料III-1　続き

	そう思う	少しそう思う	あまりそう思わない	まったくそう思わない
31. 自分の親の育て方が、私の子育てに影響があることを知っている	1	2	3	4
32. 親として、自分の親とは違う子育てができると思う	1	2	3	4
33. 子どもの世話や養育について配偶者と同じような視点をもつよう努力する	1	2	3	4
34. 必要な場合、子育てに関する情報を得る方法を知っている	1	2	3	4
35. 家事（料理・洗濯・掃除など）をこなすことができると思う	1	2	3	4
36. 出産後、余暇や趣味の時間が少なくなることを知っている	1	2	3	4
37. 出産後の生活の変化に適応できると思う	1	2	3	4

周りの人や環境の支援

38. 必要な場合、頼りになる人は少なくとも一人はいる	1	2	3	4
39. 必要な場合、自分の親か配偶者の親が頼りになる	1	2	3	4
40. 知り合いのなかに相談できる妊娠中の知人か、子どものいる友達がいる	1	2	3	4
41. どういったことで保健サービスを利用できるかは知っている	1	2	3	4
42. 地域の子育てサービスの情報を十分知っている	1	2	3	4

経済的状態、仕事、住まい

43. 現在の家庭の経済状況は、特に心配ない	1	2	3	4
44. 現在の生活環境はよいと思う	1	2	3	4
45. 現在の家は子どもをもつ家族に適した大きさである	1	2	3	4
46. 失業と失業への不安は家族の負担になっていない	1	2	3	4
47. 自分か配偶者の仕事（勉強）は、家族に過度な負担をかけていない	1	2	3	4
48. 出産後、必要に応じて、仕事（勉強）や家庭のことを両立するよう努力したい	1	2	3	4

ほかに、あなたや家族の力になることはなんですか

ほかに、あなたの現在の生活状況に負担をかけることがありますか

本アンケートの内容を許可なく転載することを禁じます。
Copyright: Kaljunen, Pelkonen & Hakulinen-Viitanen 2010

資料Ⅲ-2　子育て中の家庭に関するアンケート

記入者：　母（　）　　父（　）　　母と父ともに（　）

子どもの年齢（　）か月

母は×，父は〇でチェックをいれてください。

	そう思う	少しそう思う	あまりそう思わない	まったくそう思わない
出産後の新しい生活状況				
1. 妊娠や出産については十分考えることができた	1	2	3	4
2. マタニティブルーについて十分情報を得た	1	2	3	4
3. 出産後の新しい生活へ準備はできた	1	2	3	4
4. 子どもの要求に応じる時間がある	1	2	3	4
5. 仕事と家庭の両立ができる	1	2	3	4
6. われわれの家は子どもをもつのに適している	1	2	3	4
7. 環境は子どもに適している	1	2	3	4
親であることと子どもの世話	1	2	3	4
8. 子どもといる時間は十分にある	1	2	3	4
9. 子どもの要求がわかっている	1	2	3	4
10. 子どもに対する否定的な気持ちを受け止めることができる	1	2	3	4
11. 子どもの性格や気質は予想どおりである	1	2	3	4
12. 親であることを十分認識している	1	2	3	4
13. 楽しく子どもと過ごすことが多い	1	2	3	4
14. 子どもの世話ができる	1	2	3	4
15. 授乳は思ったとおりにできている	1	2	3	4
16. 自分の不安に耐えられる	1	2	3	4
17. 親であることは予想していたとおりである	1	2	3	4
18. 親として十分役割を果たしていると思う	1	2	3	4
19. 自分が親として成長できることを理解している	1	2	3	4
20. 必要があれば、自分の親に親としてのあり方を相談できる	1	2	3	4
夫婦関係				
21. 夫婦間の相談はよくしている	1	2	3	4
22. 一緒の時間は十分にある	1	2	3	4
23. 夫婦関係はよい	1	2	3	4
24. 性生活について相談できる	1	2	3	4
25. 夫婦喧嘩ができるし、その後仲直りもできる	1	2	3	4
26. 愛情を表したりする	1	2	3	4
37. 夫婦関係に満足している	1	2	3	4
28. 家事は分担している	1	2	3	4
29. 子どもの世話はいつも分担している	1	2	3	4
30. 楽しいことを一緒にしている	1	2	3	4

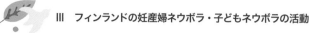

資料Ⅲ-2 続き

	そう思う	少しそう思う	あまりそう思わない	まったくそう思わない
周りの支援				
31. 必要な場合、祖父母に頼れる	1	2	3	4
32. 頼りになる隣人や知り合いがいる	1	2	3	4
33. 必要な場合、頼りになる知り合いがいる	1	2	3	4
34. ほかの子育て中の家族が頼りになる	1	2	3	4
35. 必要な場合、子どもの世話を手伝ってもらえる	1	2	3	4
36. 地域には子育て中の家族に十分な施設がある	1	2	3	4
家族の健康や生活様式				
37. 親は健康である	1	2	3	4
38. 健康のことには注意している	1	2	3	4
39. 家族で心配になるような病気やけがを患っている人はいない	1	2	3	4
40. 家族は普段元気である	1	2	3	4
41. 普段の家庭生活は自分を元気にしてくれる	1	2	3	4
42. 家族にはアルコール中毒などの心配はない	1	2	3	4
43. 私は普段元気である	1	2	3	4
44. 楽しい趣味がある	1	2	3	4
45. 家族と一緒に過ごす時間は十分にある	1	2	3	4
46. 睡眠は十分取れている	1	2	3	4
47. 私の家族にはユーモアがある	1	2	3	4
家族の将来				
48. 家族は経済的に余裕がある	1	2	3	4
49. 家族に失業の不安はない	1	2	3	4
50. 家族の将来は明るい	1	2	3	4
51. 精神（宗教）的なことは力になる	1	2	3	4
52. 今の生活状況に耐えられる	1	2	3	4

ほかに、あなたや家族の力になることは何ですか

ほかに、家族に負担をかけることがありますか

本アンケートの内容を許可なく転載することを禁じます。
Copyright:Tuovi Hakulinen-Viitanen & Marjaana Pelkonen 2010

の効果を高めるうえでも重要である．健康に関する助言は，総合健康診査における面談だけでなく，定期健康診査における面談でも適宜行う．さらに，両親のグループ活動や家庭訪問でも目標達成に向けた支援を継続していく．

健康に関する助言を適切に行うことで，子どもの成長や発達などに関連して生じる課題や問題に対して，子どもと家族に心構えができ，適切な行動ができる．助言をすることで，子どもと家族に行動変容が起こり，好ましい生活習慣を獲得する能力が高まっていく．

フィンランドでは，地方自治体のホームページに両親と子どもの健康に関する資料の情報を載せたり，資料の電子版へのリンクを付けたりしている．このようにすることで，両親は希望すれば面談の前にそれらを読むことができる．妊産婦ネウボラや子どもネウボラで提供される資料は，健康増進のために公的機関に公認されたものである．なお，健康に関する助言は，面談に加えて，情報・通信技術（ICT）も活用されている．

5 ネウボラにおける親であることへの支援の方法

多くの親は子どもの誕生後に，親となることを学んでいく．すべての両親は，親へと成長すること，親として行動すること，そして子育てについての支援を必要としている．そのため，親としての能力への自信を高めること，あるいは親への精神的な支援は，親となることへの移行期において重要である．なぜなら，家族関係は，子どもの社会的発達，認知面での発達，さらには感情面での発達を形作るからである[6,7]．子どもに心理社会的に病的な症状が現れているなら，多くのケースでその背景に両親のストレスが潜んでいる[8,9]．

妊産婦ネウボラの「初めて子どもを授かる親の気力と体力診断（**資料Ⅲ-1**）」，および子どもネウボラの「子育て中の家庭に関するアンケート（**資料Ⅲ-2**）」は，質問に答えてもらうこと自体が目的ではない．質問することにより，両親との面談において会話の助けとなる．特に両親に考えるきっかけを与えることができ，親の養育力について家族で話し合う際に役立つ．質問のなかには，両親自身の子ども時代の経験，親へと成長すること，夫婦関係，健康と健康に関する生活習慣，および将来展望についての事項がある[10,11]．これらの質問を用いることで，両親が普段は話さない事柄についてお互いに話し合うように促すことができる．多忙のなかでも少し立ち止まって，自分の人生と子どもを養育するために必要な事柄について考えることは両親にとって大切なことである．

親自身の状況を把握し，親としての能力を高めること，あるいは負担となる事柄に気づくことは，家族の状況を変えるための手助けにもなる．両親の養育力を高めることにより，子どもの健全な成長と発達を促すよう両親を支援できる．また，母子（父子）関係の構築，親であることの能力を高める要因や減退させる要因についても念頭におきながら，両親に対して支援を行う．

1）早期からの母子（父子）関係の構築

生まれたばかりの新生児は，誕生直後から親との関係をつくる準備ができており，両親やそのほ

35

Ⅲ フィンランドの妊産婦ネウボラ・子どもネウボラの活動

かの人と相互に関係するなかで成長していく．両親の役割は，いつでも赤ちゃんを受け入れ，そして安全な育児環境を提供することである．赤ちゃんは，泣く，笑うといった感情表現により，コミュニケーションをとる．赤ちゃんの気分を共有することで，両親は赤ちゃんのニーズを理解していることを赤ちゃんに伝えることができる．これに対して，赤ちゃんは両親の感情表現に敏感で，赤ちゃんのおかれた状況がその期待にそぐわない場合には負の感情を表現する．出産後早期から，親と子どもはお互いの感情に相互に反応する．それは，子どもの発達，すなわち脳の発達，認知や情緒的な発達，さらには身体的な健康に大きく影響する．早期の親子関係は，基本的安全，信頼，自己像，自尊心，および共感能力の基礎であり，子どものその後の人間関係の土台となる．それは，健全な愛着形成を育むことが前提であり，子どもの精神の発達の基盤である[12,13]．

親の子どもへの思いやりは，繊細な親子関係の基礎となる[14]．思いやりとは，子どもの行動の背景にある経験や感情について，親が慮って理解することを意味する[15,16]．思いやりのある親は，子どもの視点に立つことができ，自身の行動と感情表現がどのように子どもに影響するかということを理解できる．両親の子どもへの思いやりにより，家族のコミュニケーション力が高まり，よりよい親子関係を築くことができる[17-19]．

2）親であることの能力を高める要因と減退させる要因

子どもの誕生を待つ家族にも，子どもをもつ家族にも，親であることの能力を高める要因と減退させる要因がある．それは，親自身の幼少期の養育体験，親の健康状態と生活習慣，夫婦関係，母性や父性の発達，子育てに関する考え方，そしてどのような支援を得られるかということである．また，雇用状態と経済状況，および居住環境と将来の展望も親の役割を果たすうえで影響する[10,20]．

妊婦が強い精神的負担を感じると，過剰にストレス・ホルモンが分泌され，胎盤を通して胎児にもリスクが及び，中枢神経系に影響を与えうる．妊婦の不安とストレスは，妊娠持続期間[21,22]，子どもの出生体重[21,23]，および子どもの心理社会的な発達に影響する[24]．

赤ちゃんが健康であり，その誕生を待望していたにもかかわらず，親であること自体は負担やストレスをもたらす．母親は子どもが幼いあいだは，親であることにおいて，親役割に関する負担や健康上の問題，夫婦関係の問題，あるいは力不足を父親よりも頻繁に経験する[25,26]．とりわけ，母親が仕事に復帰した後，子育てと家事の負担が母親のみに重くのしかかる場合，あるいは親戚や友人から必要な支援を得られない場合，母親は過度の負担を強いられることになる．

親の深刻な病気（たとえば，がん），精神保健上の問題，家庭内暴力，あるいはアルコール乱用は親役割を果たすうえで支障をきたし，かつ夫婦関係にも変化が生じうる．さらに，それらを通して子どもの健康と養育状況に影響を与える．また，貧困と失業，不安定な雇用は，夫婦関係の問題と親であることの問題にも波及していく[27,28]．

3）多様な家族形態への支援

親であることと扶養（養育）することは別のものである．親であることは，生物学的あるいは社

会的なことを意味する. 子どもの扶養者とは, その親, ないし, 子どもの扶養を委ねられた人物のことを指す.

　妊産婦ネウボラの担当保健師（助産師）は, 妊婦とその夫（パートナー）と何度も会うために信頼関係を構築しやすい. 利用者の家族形態が従来の夫婦関係を逸脱する場合は, まず利用者との信頼関係を醸成する必要がある. 利用者が自分たちのおかれた状況について自ら話をするまで憶測は一切すべきではない. 率直で偏見のない質問をすることで, 先入観を避けることができる.

　妊婦とその夫（パートナー）への指導において, さまざまな家族形態があることを念頭におく.

①ひとり親家庭

　ひとり親家庭*では, 妊娠初期の段階では危機的状況に陥ることがあり, その際は, 専門的支援が必要となる. 特に, 経済的支援や家事サービスが必要になることも多く, 支援につなげることが重要である. しかし, 危機的段階を脱すると, 子どものいるほかの家族と同様の生活を送ることができる.

　＊参考：フィンランドでは, 1/5 の家族はひとり親家庭である.

②ステップファミリー

　ステップファミリーとは, 夫婦の片方または両方がこれまでに結婚していた, あるいは内縁関係にあった者を指す. ステップファミリーには通常, 子ども（たち）が含まれる. 子どもは婚姻関係が結ばれる際, あるいは一緒に暮らしはじめる際に共にいて, 継続的に, あるいは一部の時間をステップファミリーのなかで暮らす. ステップファミリーは当初はむしろ 2 つの家族といえるが, 長い時間が経つに従ってまとまりのある家族となる.

③多胎児家庭

　多胎児家庭とは, 双子ないし, 三つ子以上の多胎児がいる家庭のことである. 多胎妊娠は, 妊婦に予期しない驚きとして受け止められ, 妊娠中気分が変わりやすくなることがある. 最も典型的な不安要素は, 誕生する子どもたちの健康, 家族の経済状況, 複数の子どもたちとやっていけるかという不安である. 適切な医療を提供することはもとより, 肯定的で力づけるような支援, 多胎妊娠と出産に関する十分な知識に基づいた指導, ピアグループにつなげることが多胎妊娠中の家族の大きな助けとなる. 多胎児家庭の母親は, 多胎児の乳児期が最もつらくて困難だと感じることが多く, 妊娠中から十分な備えと, 乳児期に十分な支援をすることが重要である.

④国際結婚の家族

　国際結婚の家族で問題となることは, 夫婦関係や親であることに対する異なる見解, 異なる母国語, 配偶者の移民プロセスと新たな文化への適応などである. 配偶者の親戚, 親しい人々や友人は別の国で暮らしているため, 家族の社会的なネットワークは狭くなりやすい. 親となるにあたり, 双方の観点, 望みや方法が配慮されることが大切である.

⑤片親の家族

　妊娠中に寡婦となること, あるいは幼い子どもの親として寡婦になることは特殊な状況であり, 寡婦と家族はさまざまな支援を必要とする. 配偶者の死は通常, 人生を永遠に変えてしまうような, トラウマを伴う危機的状況となる. 人生感が一変する可能性もあり, 将来についてもう一度計画し直さなければならない. 寡婦となることは, しばしば, 経済的保障の喪失, 社会的ネットワークの変化, 日常の責任をひとりで負うこと, 親権をひとりで負うこと, 配偶者への喪失感を伴う.

III フィンランドの妊産婦ネウボラ・子どもネウボラの活動

寡婦とその家族を支えるにあたって大切なのは，支援が包括的であること，時宜に適っていること，個別の必要性に対応すること，支援が継続的で長期にわたることである．若くして寡婦になると，周囲に同様の経験をした人はほとんどいないために，孤独を感じる人が多い．若くして寡婦になった人に対しては，ピアサポートは重要な支援となる．

⑥養子縁組での親

通常，養子縁組によって親となる前には，子どもがほしいと何年も望み続け，養子縁組の申請から何年も経て親になる．養子をもらう予定の家族は，ネウボラの保健師（助産師）に会い，子育てと親となることについての知識を得ることが望ましい．養父母になった人は最初の数年間をきわめて養育がたいへんだったと認識することが多く，この時期に助けと支援が必要となる．

⑦里親

里親には，自分たちの子どもがいない場合があるので，彼らには妊娠などの経験がない．多くの里親にとって，とりわけ自分たちの子どもがいない里親にとってネウボラの支援は重要なので，ネウボラの保健師は里親について十分な情報収集を行う．里親になろうとする人は育児に対して不安を感じることがあり，赤ちゃんの基本的なケアの経験もない．そのため，フィンランドでは，里親になるための指導と訓練が行われる．その指導と訓練では，里親家族の力となるために，多くの関係機関が協同して支援を行う．

⑧LGBT（性的少数者）家族

LGBT（性的少数者）家族とは，たとえば女性同士のカップルないし男性同士のカップル，あるいはそれらが一緒になって構成する家族である．トランスジェンダーの人々とその子どもから成る家族も，LGBT（性的少数者）家族に含まれる．

どのような状況においても親となるすべての人々が親として成長するように支援する．そのために，家族内の役割について話し合う．家族における自分の役割についての呼称は，それぞれの家族によって異なる．ある女性同士のカップルでは双方とも「お母さん」という呼称が使われているかもしれず，別の女性同士のカップルでは異なる呼称が使われているかもしれない．フィンランドにおいても，LGBT（性的少数者）家族に対する社会環境や家族サービスからの支援は通常よりも少ないために，LGBT（性的少数者）家族は脆弱な立場にある．

まとめ

▸ ピアサポートの支援を得るために，その家族形態を代表する団体を紹介する．

▸ 多胎児家族の支援ネットワークを紹介し，必要であれば，家事サービスの情報も提供する．

▸ 妊娠中に寡婦となった者には，妊娠中のケアと親となることを支援するために，追加支援を実施する．必要であればさまざまな専門的支援について情報を提供する．寡婦の身近な人々の手助けが得られるかどうかについて，その寡婦と一緒に検討する．家事サービスの必要性を検討し，家事支援を求める際には寡婦を援助につなげる．

4）妊産婦ネウボラと子どもネウボラの対象者としての男性

　男性が妊産婦ネウボラや子どもネウボラの活動に参加することは，直接的にも間接的にも家族全体のために重要である．父親の育児参加で母親は自信を強め，子どもの健全な成長と発達を促進する．そのため，父親にネウボラの定期健康診査や総合健康診査を受診するよう促す必要がある．また，ネウボラの受付時間を柔軟に調整し，夕方の受付時間も設けることによって，より多くの父親が参加できるように配慮する．ネウボラの面談では，父親が幼い子どもの優れた養育者であることは母親とまったく同様であり，父親と母親には異なりながらも同じくよい子育ての方法があるということを，両親と共に話し合う．そうすることで，父親が子どもの育児に積極的に参加するようになる．また，両親学級や父親グループの活動に父親が参加することにより，育児休暇を父親が取得するきっかけにもなる．

　なお，ネウボラの面談では，近親者による暴力の被害に関する質問をする．そうした場合，男性からも女性からも公正に話を聞く（もう一方がいない場で）．たとえば，**資料Ⅲ-3**，**Ⅲ-4** に示すような調査票を用いて，具体的な暴力や体罰の被害の有無について聞いている．このような調査により15％程度の被害を把握し，被害をくいとめている．家庭内暴力と子どもの体罰にかかわる問題は，暴力をふるう本人に関して事前に憶測することなく対応することが大切である．

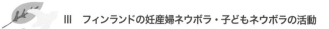

資料Ⅲ-3　フィンランド国立健康福祉研究所の近親者による暴力に関する調査票

利用者/患者の名前：＿＿＿＿＿＿＿＿＿＿（社会保障番号：＿＿＿＿-＿＿＿＿）
担当機関/処置機関：＿＿＿＿＿＿＿＿＿＿
担当者：＿＿＿＿＿＿＿＿＿＿＿＿＿＿
日にち：＿＿＿＿＿＿＿＿＿＿＿＿＿＿

第一段階調査

① 今までの人生で、近親者※から身体的・精神的な暴力、性暴力、あるいは虐待を受けたことがありますか？
　はい☐　　　いいえ☐

② 受けた暴力は、今も自分の健康、生活状況あるいは人生に影響していますか？
　はい☐　　　いいえ☐

③ 身近な人とのあいだに現時点で身体的・精神的・性的暴力、あるいは虐待を経験していますか？
　はい☐　　　いいえ☐

②あるいは③に「はい」と回答した人は、以下の質問に答えてください。

詳細な調査

① どのような暴力を経験しましたか？

☐ 身体的な暴力（たとえば、突く、殴る、蹴る、髪を引っ張る、頭を引っ叩く、引っかく、引き裂く、揺さぶるなどの行為、銃刀の使用、身体的な暴力を使って脅すことなど）

☐ 精神的な暴力（たとえば、威圧する、批判する、中傷する、軽蔑する、支配する、社会上の交際を制限する、強い嫉妬心をもつ、隔離する、物を壊す、ペットを傷つけるなど、あるいはこれらの行為ないし自殺をほのめかすことで脅すことなど）

―――――――――――
※ 近親者とは利用者/患者の家族、親族、あるいは付き合いをしている人、ないしそれらに相当する相互依存関係、あるいは、とりわけ親密で感情に支配される人間関係を指します。

資料Ⅲ-3　続き

□　性的な暴力（たとえば、強姦、強姦を試みること、あるいはさまざまな形態の性的交渉をするよう圧力をかけること、セックスの強要、性的な暴力を使って脅すこと、性的に軽蔑すること、ポルノの強要、避妊の拒否、中絶の強要、性に関する自己決定を制限することなど）

□　虐待ないしネグレクト（たとえば、ケアや支援、介助を必要とする子ども・高齢者・障がい者を放置すること、薬や中毒物質、化学物質ないし溶剤を用いて他者を損傷することなど）

□　経済的な暴力（たとえば、自立した金銭使用を妨害すること、経済的な決定への参加を妨げること、あるいは自分の金銭を他者の使用に供するよう強要すること、経済的なことを理由に脅したり、締めつけることなど）

□　文化・宗教を起因とした暴力（たとえば、宗教上の信条を強要すること、いわゆる名誉の暴力や信仰に関連する事柄で脅すなど、宗教・文化を引き合いに出しながら暴力で脅したり、暴力をふるうことなど）

②　直近で上記のような暴力を受けたのはいつですか？
　　1日以内 □　　1週間以内 □　　1か月以内 □　　1年以内 □　　それよりも以前 □

③　どのくらいの頻度で暴力を受けましたか？
　　1回 □　　何度も □　　繰り返し □　　いつも □

④　あなたに暴力的な行いをしたのは誰ですか？

_____

⑤　この質問は、現時点で近親者による暴力が発生している場合のみ尋ねます。
　　その状況で、暴力にさらされている未成年の子どもがいますか？
　　はい□　　　　いいえ□

⑥　この質問は、利用者/患者が妊娠している場合のみ尋ねます。
　　妊娠中に、配偶者があなたに暴力をふるったことがありますか？
　　はい□　　　　いいえ□

III フィンランドの妊産婦ネウボラ・子どもネウボラの活動

資料III-3　続き

利用者/患者の自己評価（0＝まったく影響ない、5＝非常に影響している）

現時点での健康に対するその暴力の影響の度合いを、0から5の数値でお答えください。

現時点での生活状況に対するその暴力の影響の度合いを、0から5の数値でお答えください。

現時点での自分の身の安全に対するその暴力の影響の度合いを、0から5の数値でお答えください。

どのような支援を望んでいますか？

___

職員の記入欄

利用者/患者の心身の健康と安全性のリスクを判断しなさい。いずれかのリスクが著しいと判断した場合には、利用者/患者と入念に話し合い、心身の健康と身の安全を高めるためにどのようにすればよいかを考えましょう。

以下に該当する場合、常に利用者を支援につなぐ必要があります：

① 現在進行形で近親者による暴力が行われていると利用者/患者が話した場合
② 利用者/患者がこれまでの人生で経験した暴力が明らかに心身の健康に影響していると職員が判断する場合
③ 現時点の心身の健康に関連する要因ないし懸念がいかなるものであれ、利用者/患者による暴力の描写から職員が必要であると判断する場合

判断に沿って、下記の事項を実施しましょう：

以下に該当する場合には、別紙の安全リスクの調査票に記入してください。
☐ a）利用者/患者の現在の近親関係に暴力が発生しており、かつ、身の安全への影響に関する自己評価で少なくとも3をつけている場合
☐ b）利用者/患者の現在の近親関係に暴力が発生しており、かつ、妊娠中である場合
☐ 安全計画を作成する
☐ 利用者/患者にシェルターを用意する
☐ 利用者/患者の居住地の福祉局当直ないし緊急センターにつなげる

資料III-3　続き

- □ 児童保護の通告を行う（詳細調査の5に「はい」と回答している場合（子どもがいる場合）は必ず）
- □ 利用者/患者が妊娠中で、現時点で暴力が発生している場合、児童保護の予備通告を行う
- □ 近親者による暴力の経験に関する処遇を、利用者業務/ケアの一部として継続する
- □ 利用者/患者を医師/産科外来診療所につなぐ
- □ 利用者/患者を当直の危機サービスにつなぐ
- □ 警察ないし犯罪被害当直に連絡するよう利用者/患者を案内、警察に被害届を出したり接近禁止命令を申請するように促す、警察に相談する、あるいは利用者/患者の同意を得て被害届を提出する
- □ 利用者/患者の居住地域で提供するサービスを計画するために、（保健部門ないし警察などに配属されている）ソーシャルワーカーにつなぐ
- □ 特に対処の必要なし（利用者/患者は家族ネウボラ、セラピー、精神保健事務所、自治体のソーシャルワークなどから、すでに支援を受けている）

Ⅲ フィンランドの妊産婦ネウボラ・子どもネウボラの活動

資料Ⅲ-4　近親者による暴力・体罰の安全リスクに関する調査票

　近親者による暴力には、犠牲者の身の安全に大きな影響を与えるリスクが数多く関連しています。もし利用者が、調査票の自身の安全に関する自己評価で3以上をつけた場合、利用者のおかれている状況を判断し、どのようなリスク要因が身の安全に潜んでいるのかを明らかにする必要があります。

利用者に以下の質問に答えてもらいましょう。
1．妊娠している場合、妊娠中に暴力が起きましたか　　　　　　　　　　はい/いいえ
2．暴力で傷や痛み、あるいは長期にわたる障害が生じましたか　　　　　はい/いいえ
3．ここ1年のあいだに暴力が増えましたか　　　　　　　　　　　　　　はい/いいえ
4．ここ1年のあいだに暴力の度合いがひどくなりましたか　　　　　　　はい/いいえ
5．加害者はなにか武器や道具を使いますか、あるいはそれらを用いて　　はい/いいえ
　　脅しますか
6．恐怖心をあおるようなやり方をしていますか　　　　　　　　　　　　はい/いいえ
7．あなた、もしくは子どもを殺すぞと脅している、あるいはそのよう　　はい/いいえ
　　なことをする雰囲気がありますか
8．あなたに首を絞めることや窒息させるようなことをしたことがあり　　はい/いいえ
　　ますか
9．あなたの安全を脅かすようなやり方で、侮辱したり、圧力をかけた　　はい/いいえ
　　り、監視したことがありますか
10．あなたへの嫉妬、依存、あるいは付きまといのために、加害者と　　　はい/いいえ
　　の感情面の雰囲気において、あなたが恐怖や脅威を感じることがあ
　　りますか
11．子どももしくはペットへの暴力がありますか　　　　　　　　　　　　はい/いいえ
12．加害者がアルコール・薬あるいは何かの依存症を抱えており、　　　　はい/いいえ
　　あなたもしくは家族が不安を感じるようなことがありますか
13．自殺もしくは自傷をほのめかす、もしくは実際にそのような　　　　　はい/いいえ
　　ことをしましたか
14．あなたは気持ちが沈んだり、不安に感じていますか。あるいは、　　　はい/いいえ
　　自己破壊的な気持ちになったり、加害者（あるいは子ども）に対して
　　暴力的な感情をもつことがありますか
15．あなた自身が不安を解消するために、アルコールや薬を使ってい　　　はい/いいえ
　　ますか

「はい」と答えた回答数合計＿＿＿＿＿

資料Ⅲ-4　続き

　利用者が前記質問のいずれかひとつにでも「はい」と答えた場合、安全上のリスクが高まっていることを示します。さらに、3つ以上当てはまる場合、リスクは深刻です。利用者の安全を確保するために、次のことを実施してください。

1．医師、心理療法士、家族ネウボラに連絡し、確実に予約をとる
2．警察に連絡、もしくは相談することを利用者に奨励し、被害届の提出ないし接近禁止命令の申請の可能性について知らせる
3．身近な人物に状況をわかってもらい、いざという時には助けを得るために連絡できるよう、自身と子どもの安全に十分に気をつけるように利用者を促す
4．利用者に自身と子どもの安全を守れるような対策を検討するように促す
5．利用者に緊急時の連絡先を伝え、暴力に関する知識を提供する
6．利用者が自身のおかれている危険な状況について認識するように促す。利用者が過度に恐怖を感じないように配慮しつつ、誠実かつ勇気づけるような方法で接する
7．調査票は必ず保管する

III-1 妊産婦ネウボラ

1 妊産婦ネウボラでの健康診査

1) 妊娠計画時のネウボラへの相談 (連絡) とサポート

妊娠を計画している人は，必要があればネウボラの電話サービスセンターに問い合わせることができる．このネウボラの電話サービスセンターは，妊産婦ネウボラや子どもネウボラとは独立した機関であり，専属の保健師が妊娠に関する相談にあたっている．問い合わせに基づいて，電話でアドバイスを受けることができ，問い合わせ内容によっては，妊産婦ネウボラの保健師（助産師）あるいは医師の外来受診を予約することも可能である[29]．妊娠計画時の主な相談内容としては，妊娠を計画している人の慢性疾患，家族の遺伝病，家族の心理社会的な問題，あるいは妊娠を計画する際に家族が必要とする支援や情報などが挙げられる．妊娠を計画している人には，適切な支援と情報提供がなされ，必要に応じて継続的なサービスにつなぐこともできる．

妊娠を計画している人に慢性疾患があるとしても，特殊な医療処置が必要となることは少ない．原則として，妊娠期間中は既往疾患（たとえば喘息，慢性腸疾患，てんかん，循環器疾患など）をできるだけコントロールできるように治療する．妊娠計画のための投薬の変更とそれに関連する経過観察は一般医院の外来受診で行われる．しかし，合併症のある糖尿病，腎臓の機能不全，重症の血栓症，あるいは心臓病がある場合には，妊娠計画段階で総合病院を紹介する．

親族内に遺伝病がある場合，妊娠する前に告知しておく．妊娠を計画している家族が遺伝病について知らない場合は，妊娠のリスクと出生前診断検査について情報提供や必要な助言を行う[30]．また，家族の心理社会的な問題においても，必要な支援につなぐ．

2) 妊娠期における妊産婦ネウボラへの最初の連絡

フィンランドでは，すべての妊婦を対象に，妊産婦ネウボラにおいて保健・医療サービスが提供されている．妊婦が胎児のスクリーニング検査を希望する場合，妊娠8週目までに妊産婦ネウボラに行くことが推奨されているが，遅くとも母親手当（育児パッケージあるいは現金給付）を取得できる条件である妊娠16週までに連絡をとる．妊産婦ネウボラへの登録は，ネウボラの電話サービスセンターへ電話することが最も多く，これが通常，妊産婦ネウボラへの最初の連絡となる．妊婦に聴覚障害などがあるために，電話で連絡できない場合は，妊産婦ネウボラに直接来て登録できる．

電話による連絡は，迅速な情報提供と情緒的な支援をするのによい手段であるが，電話では妊婦の主体性を尊重した指導は難しい．電話での指導を成功させるには，保健師に優れた傾聴力と共

図Ⅲ-4　妊産婦ネウボラへの最初の連絡と支援の手順

利用者はネウボラに連絡し，情報が登録される

サービスの必要性の判断
個人情報の収集
妊娠に関する最初の情報，初産婦／経産婦
最後の月経と妊娠検査の時期と結果
妊娠初期の利用者の体調
疾患と投薬
健康に関連する生活習慣
妊娠 8～10 週目のネウボラへの初回定期健康診査の時間予約（1.5 時間）

利用者への情報提供
妊娠初期の一般的な感覚と異常な症状
薬の使用
アルコールの回避
妊娠初期でのビタミン D と葉酸の使用
既存の電子サービスの利用
さまざまな案内文と資料

赤ちゃんの誕生を待つ家族向けガイドブックを渡す

感力が必要であるとともに，正確で明瞭な指導を行う能力も求められる．

　妊産婦ネウボラで適切なサービスを提供するためには，妊婦の基本情報を把握するとともに，妊娠や妊産婦ネウボラのサービスに関する情報を提供する（**図Ⅲ-4**）．妊産婦ネウボラのサービスにおける中心的な原則は妊婦とその夫（パートーナー）である家族が主体であり，家族全体が妊産婦ネウボラのサービスの対象者であると感じてもらうことが大切である．妊産婦ネウボラの利用者には，赤ちゃんの誕生を待つ家族向けのガイドブックが手渡される．そのガイドブックには，妊娠や出産，赤ちゃんのケア，親となること，そして夫婦関係についてなど初産家庭の利用者にとって必要な情報が記載されており，妊産婦ネウボラの保健師と一緒に目を通す必要がある．利用者がハイリスクグループに属していたり，既往歴に問題があったりする場合には，利用者の状況に応じて追加支援も行う．

まとめ

▶　最初の電話連絡時に，サービスの必要性を判断するための利用者の基本情報を収集し，ネウボラへの最初の健康診査の予約を行う．また，妊娠に関連する指導や妊産婦ネウボラのサービスについての情報提供も行う．

Ⅲ　フィンランドの妊産婦ネウボラ・子どもネウボラの活動

3）定期健康診査のスケジュールと内容

　妊産婦ネウボラの定期健康診査のスケジュールは，**表Ⅲ-5**に示すとおりである．定期健康診査は，妊産婦ネウボラにおいて妊娠期間中に，初産婦に対して少なくとも9回，経産婦に対して少なくとも8回実施する．これらの妊娠期間中に，すべての家族を対象とする総合健康診査が1回，医師による健康診査が2回実施される．初産婦に対しては，2回の家庭訪問を実施する．そのうち，1回は妊娠期間中（妊娠30〜32週目）に，もう1回は出産後（帰宅後1〜7日）に行われる．経産婦には出産後に家庭訪問を1回実施する．出産後の検査は，医師，または保健師（助産師）が行う．これらを合計すると，初産婦には最低11回，経産婦には最低10回の健康診査が行われる．

　妊産婦ネウボラの保健師は，助産師の免許ももっており，妊娠にかかわる診察や検査も担っている．それぞれの時期における担当保健師（助産師）や担当医の具体的な支援内容については，**表Ⅲ-6〜8**に示すとおりである．妊産婦ネウボラのサービスは，ヘルスカウンセリングなどの定期健康診査をカバーしており，妊婦だけでなく，夫（パートナー）の気分や精神状態，さらには体調についてもチェックする．妊婦はB型肝炎と梅毒，HIVのスクリーニングを受け，超音波検査も実施される．また，妊産婦ネウボラでは，母乳育児の促進や妊婦とその夫（パートナー）の親役割を支援することに重きをおいている．さらに，産後うつや家庭内暴力，アルコール乱用などを早期か

表Ⅲ-5　初産婦（初）と経産婦（経）に対する定期健康診査のスケジュール

時期	分類	健康診査とその実施主体	時間*
妊娠6〜8週	初，経	最初の接点：電話ないし必要であれば対面で行う．サービス必要性の判断	15分
妊娠8〜10週	初，経	担当保健師（助産師）によるはじめての家庭訪問	1時間30分
妊娠13〜18週	初，経	総合健康診査：担当保健師（助産師）	1時間30分
妊娠13〜18週	初，経	総合健康診査：担当医	30分
妊娠22〜24週	初，経	担当保健師（助産師）	30分
妊娠26〜28週	初	担当保健師（助産師）	30分
妊娠30〜32週	初，経	担当保健師（助産師）の外来受診ないし初産婦に対する家庭訪問	30分ないし2時間30分
妊娠35〜36週	初，経	担当医	30分
妊娠37〜41週	初，経	2週間ごとに担当保健師（助産師）の外来受診，必要であればより頻繁に行う	30分
出産			
帰宅後1〜7日	初，経	担当保健師（助産師）の外来受診ないし家庭訪問	60分 2時間30分
出産後5〜12日	初，経	出産後の検査，担当医ないし担当保健師（助産師）が実施	30分

*時間は標準的なもの．

表Ⅲ-6　定期健康診査のスケジュールと主な健康に関する助言と基本検査（妊娠6〜18週）

時　期	健康に関する助言と基本検査
妊娠6〜8週 ネウボラへの初回連絡	・電話（あるいは聴覚障害がある場合は対面）で行う. ・サービスの必要性の判断 ・健康に関する助言 ・定期健康診査に関する案内 ・定期健康診査への受診に夫（パートナー）に対して同行するように案内
妊娠8〜10週 担当保健師（助産師）をはじめて受診	・妊婦と夫（パートナー）の健康状態の確認 ・これまでの妊娠と出産 ・仕事とリスク要因の確認（必要であれば継続検査の案内と追加の健康診査について合意） ・健康に関する助言：栄養・運動にまつわる習慣の確認と個別のアドバイス，必要であれば継続ケアの案内，口腔衛生に関する指導 ・アルコールとその他の薬物使用に関する話し合い（飲酒習慣スクリーニングテスト，たばこ依存症スクリーニングテストなど），必要であればニコチン依存症治療 ・胎児異常検査についての話し合いと助言，必要であれば検査の予約 ・妊娠初期の血液検査とその他の必要な検査（血液型判定，感染症の検査） ・必要であれば妊娠12-16週目に血糖検査・基本検査：血圧，身長，体重，BMI，尿検査，ヘモグロビン ・総合健康診査の通知（呼び出し）を口頭および書面で実施
妊娠13〜18週 総合健康診査 担当保健師（助産師）を受診	・夫婦一緒に外来受診に呼び出し ・話し合い，気づき，「初めての子どもを授かる親の気力と体力診断」などを用いて，家族全体の健康状態と養育に臨む状況などを明らかにする. 　○妊婦と夫（パートナー）の気分の精査（EPDS質問票を活用） 　○家族の生活に影響を与える疾病 　○健康に関連する習慣（必要な場合，飲酒習慣・たばこ依存症スクリーニングテストなど） 　○家族関係 　○夫婦関係（性生活と建設的な口論も含む，家庭内暴力については夫婦の一方がいない場で質問） 　○出産と親になることについての妊婦と夫（パートナー）の期待，またはこれまでの出産についての経験 　○支援ネットワーク 　○経済状況 　○両親学級の案内 ・必要があれば超音波検査への案内と予約 ・関係機関への連絡 ・基本検査：血圧，体重，尿糖検査，尿中タンパク検査，胎児の心拍
妊娠13〜18週 総合健康診査 担当医を受診	・保健師（助産師）の実施した総合健康診査の内容と家族のニーズを考慮しながら，家族全体の健康状態を診断（家族状況，夫婦関係，両親としての役割，気分，必要であればBDIテスト（精神保健問題）） ・胎児異常検査についての話し合い ・健康に関する助言と支援（栄養，運動，アルコール使用），必要であればニコチン依存症の治療 ・妊娠の観点から仕事に関連する要因 ・妊娠の経過に関連する顕著な医学的要因（リスクも含む），妊婦の自己観察についての指導（注意すべき症状とそれに併せての行動） ・妊娠と出産にかかわる感情（不安と体調も含む） ・胎児心拍

ら発見できるようにしている.

　なお，定期健康診査に加えて，必要であると判断した場合には，追加の健康診査が実施される.追加の健康診査には，妊産婦ネウボラの担当保健師（助産師）および担当医の外来受診業務に使われる時間の20％に相当する時間が充てられている.参考までに妊産婦ネウボラと子どもネウボラを統合した統合型ネウボラにおける保健師の1週間のスケジュール例を**表Ⅲ-9**に示した.

III　フィンランドの妊産婦ネウボラ・子どもネウボラの活動

表III-7　定期健康診査のスケジュールと主な健康に関する助言と基本検査（妊娠22〜41週）

時　期	健康に関する助言と基本検査
妊娠22〜24週 担当保健師（助産師）を受診	・身体的および精神的な状態：予測される子宮収縮，背部の痛み，気分，自己観察の支援，注意すべき症状とそれに併せての行動，血糖検査への案内（妊娠24-28週） ・必要であれば血液型判定（妊娠24-26週），抗Dヒト免疫グロブリンの投与の必要性の確認 ・夫婦の一方が居合わせない場で，家庭内暴力の聞き取り（資料III-3，III-4） ・BCG接種に関する確認 ・妊娠中の女性が仕事をすることを支援，運動，栄養，その他の健康に関する習慣 ・母親手当の給付金申請に関する情報提供と妊娠証明書の発行 ・基本検査：血圧，体重，尿糖検査，尿中タンパク検査，子宮底長測定，胎児心拍
妊娠26〜28週 担当保健師（助産師）を受診	・仕事，学業，余暇時間における身体的および精神的な状態 ・妊婦と胎児の健康：子癇前症の症状，子宮収縮，胎児の成長 ・妊婦の自己観察を指導・支援（注意すべき症状とそれに併せての行動） ・基本検査：血圧，体重，尿糖検査，尿中タンパク検査，必要であればヘモグロビン，子宮底長測定，胎児心拍
妊娠30〜32週 担当保健師（助産師）を受診，または初産婦に対する家庭訪問	・身体的な状態：予測される子宮収縮，背部の痛み ・気分，栄養，運動，その他の健康に関連する生活習慣 ・授乳の意味と授乳への準備 ・親になること ・乳児のケアと必要物品 ・支援者の有無 ・家族と仕事の状況 ・出産とそれに関連する感情 ・妊婦の自己観察と注意すべき症状に関する指導（子癇前症，収縮，痒み，出血，羊水，必要であれば胎児の動き） ・基本検査：血圧，体重，尿糖検査，尿中タンパク検査，必要であればヘモグロビン，その他の検査，子宮底長測定，胎児心拍
妊娠35〜36週 担当医および担当保健師（助産師）を受診	・身体的な状態，気分（必要であればEPDS/BDIテスト） ・健康に関する生活習慣 ・出産が近づいている兆候と出産に関する不安と恐れ ・出産方法に関する予測，妊娠最後期と分娩に関連するリスク要因の判断 ・妊娠最後期と出産後の性生活，避妊のアドバイス，出産後の家族計画 ・授乳 ・妊娠35-37週目にB群溶血性連鎖球菌検査 ・基本検査：血圧，体重，尿糖検査，尿中タンパク検査，子宮底長測定，その他の検査，胎児の位置，胎児心拍
妊娠37〜41週 2週間ごとに担当保健師（助産師）を受診	・身体的な状態，気分 ・妊婦の自己観察と注意すべき症状に関する指導（子癇前症，痒み，出血，羊水，胎動） ・分娩に関連する事項 ・授乳 ・夫婦関係 ・出産後の育児指導 ・基本検査：血圧，体重，尿糖検査，尿中タンパク検査，その他の検査，子宮底長測定，胎児心拍

4）出産後の避妊と助言

　妊娠期間中は，ホルモンバランスが変化し，身体面で大きな変化が生じる．出産後も分娩による疲れが残るものの，性生活は，生殖器の回復に応じて再開できる．両親の仲がよいことは，親となることや夫婦関係，そして赤ちゃんの成長という点からも重要である．夫婦の双方が望み，痛みがないのであれば，性交を妨げる必要はない．そのため，ネウボラの担当保健師は妊娠中から避妊に

表Ⅲ-8　定期健康診査のスケジュールと主な健康に関する助言と基本検査（出産後）

時　期	健康に関する助言と基本検査
出産後 1〜7 日 担当保健師（助産師）を受診または家庭訪問	・産婦と配偶者双方の妊娠・出産に関する体験 ・気分 ・授乳 ・褥婦の身体的な回復（子宮の収縮，必要であれば会陰切開，おりもの，乳房の検査） ・新生児の検査：子どもの一般状態と基本活動の診査 ・子どもネウボラにおける新生児の健康と発達の経過観察についての情報 ・夫婦関係と性生活，避妊のアドバイス ・新生児との関係と親であること ・養育状況 ・きょうだいへの配慮 ・支援者の状況 ・家庭環境の確認（安全性など）
出産後 5〜12 日 出産後の健診医師あるいは教育を受けた保健師（助産師）	・妊娠期間と出産に関する体験 ・性生活へのアドバイス（避妊のアドバイス） ・授乳 ・母親と家族の資源（支援者） ・産後うつ（EPDS 質問票） ・出産した女性の健康状態と生活習慣 ・妊娠糖尿病やその他配慮が必要な妊娠・分娩中の異常ないし疾患の経過観察 ・基本検査：血圧，ヘモグロビン，尿中タンパク検査，尿糖検査，体重

表Ⅲ-9　保健師の週間スケジュール例（8：00 〜 16：00 勤務）

9月17日（月）	9月18日（火）	9月19日（水）	9月20日（木）	9月21日（金）
8:00〜8:15 事務処理	8:00〜8:15 事務処理	8:00〜8:15 事務処理	8:00〜8:15 事務処理	8:00〜8:15 事務処理
8:15〜9:00 妊婦健診	8:15〜9:00 乳児健診	8:15〜9:45 総合健康診査	8:15〜9:45 総合健康診査	8:15〜9:00 乳児健診
9:00〜9:45 妊婦健診	9:00〜9:45 乳児健診			9:00〜9:45 乳児健診
9:45〜10:00 事務処理	9:45〜10:00 事務処理	9:45〜10:00 事務処理	9:45〜10:00 事務処理	9:45〜10:00 事務処理
10:00〜11:30 総合健康診査	10:00〜11:30 総合健康診査	10:00〜10:45 乳児健診	10:00〜10:45 妊婦健診	10:00〜11:30 総合健康診査
		10:45〜11:30 乳児健診	10:45〜11:30 妊婦健診	
11:30〜12:00 事務処理	11:30〜12:00 事務処理	11:30〜12:00 事務処理	11:30〜12:00 事務処理	11:30〜12:00 事務処理
12:00〜12:30 昼休憩	12:00〜12:30 昼休憩	12:00〜12:30 昼休憩	12:00〜12:30 昼休憩	12:00〜12:30 昼休憩
12:30〜13:15 乳児健診	12:30〜13:15 妊婦健診	12:30〜14:00 総合健康診査	12:30〜13:15 乳児健診	12:30〜13:15 乳児健診
13:15〜14:00 乳児健診	13:15〜13:45 事務処理		13:15〜14:00 乳児健診	13:15〜14:00 乳児健診
14:00〜14:45 妊婦健診	13:45〜15:30 家庭訪問	14:00〜14:45 乳児健診	14:00〜14:45 乳児健診	14:00〜15:30 家庭訪問
14:45〜15:30 乳児健診		14:45〜15:30 乳児健診	14:45〜15:30 乳児健診	
15:30〜16:00 事務処理	15:30〜16:00 事務処理	15:30〜16:00 事務処理	15:30〜16:00 事務処理	15:30〜16:00 事務処理

・保健師が担当する 1 日の健診の利用者件数：6 〜 8 件（平均 6 件）
　（うち，定期健診が 1 日 5 件，総合健康診査が 1 日 1 〜 2 件）
・家庭訪問は，1 週間に 1 〜 2 回訪問

ついて具体的に説明している（**図Ⅲ-5**）.
　乾燥した腟粘膜のケアには大抵はローションを使用することで改善する．出産後の出血時には，衛生上の理由からコンドームを使用することが望ましい．避妊を始めるために，出産後の検査はで

III フィンランドの妊産婦ネウボラ・子どもネウボラの活動

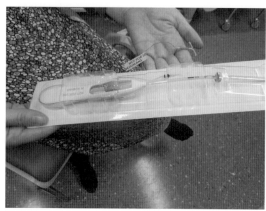
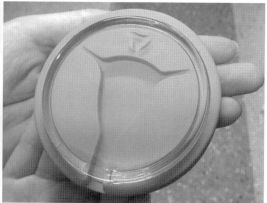

図III-5　妊産婦ネウボラの担当保健師が利用者に具体的に避妊具を見せて説明する

きるだけ早い時期に行う．

　避妊方法の適性を評価するにあたり，国際的な基準が用いられている（Medical Elegibility Criteria，MEC）[31,32]．

　1＝避妊ピルの自由な使用
　2＝通常，避妊ピルの利点が弊害よりも大きい，しかし使用には熟考が必要
　3＝通常，避妊ピルの弊害が利点よりも大きい，使用はきわめて不適切
　4＝避妊ピルが引き起こす健康リスクは過度に大きい，使用してはいけない

　出産後の避妊には，さまざまな避妊方法がある．出産後の最初の性交時に信頼できる避妊方法を用いることが望ましい．

　母乳育児が奨励されており，特定の避妊方法を使用するからといって授乳をやめることは避けなければならない．当然のことながら，避妊方法の使用により授乳を妨げてはならず，また新生児の健康に影響してもいけない．

　授乳をしない女性は，卵子の成熟と排卵は出産後1か月ですでにはじまる．授乳している女性は，無月経が2か月から2年間にも及ぶことがある．授乳は視床下部下垂体の活動に影響を与え，黄体刺激ホルモンを増加させ，黄体形成ホルモンの濃度を低く保つ．このため，卵巣の活動がはじまることを妨げる．時間が経過し，授乳の間隔が長くなり，ほかの食べ物を乳児に与えるようになると，授乳の影響は減少し，卵巣の活動が活発化し，それに伴って通常の月経周期と排卵がはじまる．

（1）授乳中の避妊方法

　自然ゴムアレルギーのある場合を除いて，コンドームには禁忌や副作用がない．授乳中にコンドームを使用することは乾燥した粘膜に不快感を与えるため，潤滑剤が必要となることが多い．この場合にはコンドームを破損しない水溶性潤滑剤を用いるのがよい[32]．リズム法，すなわち受胎の可能性が低い月経周期のみに性交をする避妊方法は，信頼ができない．

　経口避妊薬には黄体ホルモンに加えてエストロゲンが含まれる．現時点では，経口避妊薬に含まれるエストロゲンが母乳の生産を減少させるか否かは明らかではない[32]．WHOの推奨によると，出産後6週間から6か月までは，経口避妊薬のリスクは利点よりも大きいとされるが，この時期を過ぎると利点がリスクを上回る[31]．英国では，もしほかの適切な避妊方法がなく，授乳が定着

しているのであれば，経口避妊薬は出産 6 週後から可能とされている [32]．授乳中に経口避妊薬を用いることが，子どもの発育に弊害を与えることは報告されていない [32]．

国際的な指針では，銅付加 IUD は出産から 2 日経過ないし出産後 4 週間経つと挿入できるとされている [31,32]．IUD を授乳中や出産後まもなく挿入することは後での処置よりも痛みが少ないが，医師の特殊技術が必要である．というのも，子宮の筋肉壁がまだ柔らかいためである．子宮穿孔のリスクのために，IUD を出産直後に挿入することは慎重にすべきである [33]．

黄体ホルモン，すなわちプロゲステロンのみを含むホルモン避妊方法，たとえばミニピル，皮下ホルモンカプセル（避妊用インプラント），子宮内ホルモン器具（IUS）および黄体ホルモン注射などは母乳の分泌を減らさず，乳児にも弊害をもたらさないとされている [32]．WHO の推奨によれば，授乳をする女性がこうした方法を用いはじめるのに適した時期は，出産後 6 週である [31]．ホルモン器具の製造者（Bayer）と WHO は共に，ホルモン器具を挿入できるのは最も早くて出産から 6 週が経過してからとしている．ホルモン器具の利点としては，レボノルゲストレル・ホルモンの影響が存続し，血流中にきわめて少量のホルモンが放出されることである．授乳中にホルモン器具を使用することは，適切であることが実証されている [34,35]．

（2）授乳による避妊方法

授乳は，乳児の健康面から大変重要な栄養源である．さらに，次に挙げる 4 つの基準を満たせば，授乳自体が 98% の確率で新たな妊娠を防止できる可能性が高い [32]．第 1 に，出産から 6 か月未満であること，第 2 に月経がまだはじまっていないこと，第 3 に 6 時間を超える間隔を経ることなしに規則的に授乳していること，そして第 4 に子どもがまだ母乳以外の栄養補給をしていないことである．

規則的な授乳とは，子どもが欲しがるときに授乳することを意味し，日中に少なくとも 4 時間の間隔，夜は 6 時間の間隔である [36]．1 日のみの出血は月経の開始としてはみなされない．授乳による避妊（Lactational Amenorrhea Method, LAM）は広く研究されており [32]，母親の栄養摂取状態により差が生じることが指摘されている．栄養状態が悪いと無月経が長びく．

授乳を避妊方法として使うことは，授乳を促進し，妊娠を防ぐという面で効果がある．しかし，それには夫婦との話し合いが必要である．女性が規則的な授乳（日中と夜）の意味を理解し，出産から半年が経過し，月経が始まり，授乳の間隔が不規則な場合には，ほかの避妊方法を検討する必要があることを十分理解しておかなければならない．部分的な授乳が効果的な避妊方法であると誤解されることがあり，そうすると新たに妊娠する可能性が高くなる．

（3）授乳しない女性が行う避妊方法

もし出産後に授乳をせず，妊娠を防ぎたいのなら，ただちに避妊をはじめなければならない．経口避妊薬での避妊であれば，出産から 3〜6 週後にはじめることが推奨されている．出産後の最初の 3 週間は血栓のリスクが高く，避妊ピルの使用を開始するのはまだ安全ではない [31]．女性にほかの血栓のリスク要因があれば（Body Mass Index（BMI）>30 など），さらに 3 週間の猶予が必要である [32]．WHO の調査によると [37]，出産後の血液凝固亢進状態は遅くとも 42 日経過後に消失し，その後は経口避妊薬の使用に支障はないと報告している．

避妊を望むのならば，ミニピルないしホルモンカプセルの使用は出産後ただちにはじめることができるが，遅くとも第 3 週目に行わなければならない [32]．

III　フィンランドの妊産婦ネウボラ・子どもネウボラの活動

> **コラム：フィンランドの分娩事情**
>
> フィンランドの産科病院における入院期間は日本よりも短く，分娩時の異常や合併症などがなければ，出産後は2日程度で退院する．24時間いつでも出産できるように，病院は24時間オープンしている．分娩時には，陣痛促進剤をほとんど使用せず，分娩台を使用しての分娩も少ない．バランスボールやその他の補助具を用いてできる限り自然で，妊婦の負担が少ないお産が試みられる（**写真**）．妊婦が望むのであれば，水中分娩も産科病院で行うことができる．このため，出産後は褥婦の身体的負担が少なく，1日程度で退院する人も少なくない．なお，フィンランドでは，病院の助産師が経膣分娩における会陰切開や分娩時の縫合も担っている．
>
>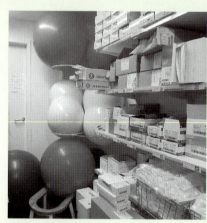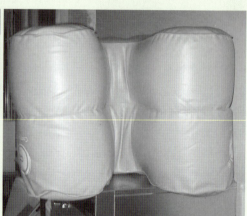
>
> **写真　分娩補助具（バランスボールなど）**

（4）避妊に失敗した場合

　もし避妊に失敗した場合，出産から少なくとも3週間がたっていれば，緊急避妊薬レボノルゲストレルを授乳中でも使用できる[32]．この事後避妊はできるかぎり早急に行うことが望ましいが，避妊を行わない性交渉の後，72時間以内に使用しなければならない．レボノルゲストレル・ホルモンは少量が母乳へと分泌されるが，乳児が短期間にそれに晒される弊害についての報告はない．

まとめ

▶ 新たな妊娠を避けたいのなら，出産後最初の性交渉から避妊を始める必要がある．

▶ ネウボラではすでに妊娠期間中に家族計画について話し合い，授乳による避妊方法は特定の厳密な条件で効果があることを伝える．

▶ 女性に授乳をするように奨励するとともに，完全授乳か，部分的な授乳か，あるいはまったく授乳しないかによって，適切な避妊方法が異なるため，適切な避妊方法を選択するように話し合う．

▶ コンドームは正しく使えば信頼のできる避妊方法である．

▶ プロゲステロンのみを含む避妊ピルの使用は，授乳中の女性に対しても，必要であれば出産直後にはじめることができる．

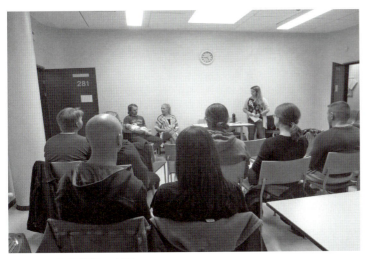

図Ⅲ-6　両親学級の実際
① ファシリテーターの話：赤ちゃんに愛情を注ぐことの大切さ，赤ちゃんは泣くことや表情でコミュニケーションをとること，はじめは子育てについて何もできないと感じるかもしれないが，そのうちできるようになること，疲れたら支援を求めて相談すること，ネガティブな感情が生じることもあるが普通のこと，自分の感情をパートナーに伝えること，大変であるが自信をもって子育てすることの大切さなどを参加者に伝えている．
② 生後6週の赤ちゃんをもつ家族の話：分娩の体験，母親の育児体験（授乳のこと，赤ちゃん用の必要物品，抱っこひも，ベビーカー，外出や移動手段，おもちゃ，夫婦2人の時間，睡眠のリズム，出産後の体力回復など），父親の育児体験（父親の生活の変化，赤ちゃん中心の生活に変わったこと，沐浴，おむつ替え，赤ちゃんの成長など）を具体的に話している．
③ 話をした家族に対して参加者からの質疑応答

▶ 経口避妊薬については，部分的に授乳している女性と授乳しない女性では出産から6週後，完全母乳の女性では出産から6か月後に使用を開始することができる．
▶ 子宮内器具の挿入は，国際的な実証では出産後早くても4～6週後，ホルモン器具の製造者によれば出産6週後に使用できるとされている．子宮内器具の挿入に先立ち，入念な臨床検査が必要である．

2　両親学級（母性・父性を育むための教室）

1）両親学級の運営

　フィンランドでは，初産家庭を対象としてさまざまな専門職が支援する両親学級を実施している（図Ⅲ-6）[38]．この両親学級は，主にネウボラの保健師（助産師）が運営する．さらに状況に応じて，ソーシャルワーカー，保健センター（日本の保健所の機能に近い）の専門職員（主に心理療法士，理学療法士，栄養士，口腔衛生専門職），各種団体の代表者（主に児童養護連盟，救急・保護施設連盟，多胎児家族の会），保育所のスタッフ，および出産したばかりの家族も両親学級の運営に協力する．両親学級の運営方法としては，グループ演習と分娩予定の病院で行われる出産指導が

III　フィンランドの妊産婦ネウボラ・子どもネウボラの活動

表III-10　両親学級の目的，方法，主な内容

両親学級の目的		・出産，授乳，子育て，養育，親であることについて家族に指導する ・子育て，親であること，健康，健康的な生活習慣についての情報提供とスキルを身につけさせる ・胎児，妊婦，その家族の健康を増進する ・夫婦関係，赤ちゃんと親の良好な関係の早期確立を促す ・家族に対して相互に支援することを可能にし，お互いの協力関係を促進する
方法／手段		・多くの専門職によりアレンジされた両親のグループ演習6回〜8回 ・ディスカッション，自己紹介，講義，演習
主な内容	妊娠期間中に敏感になった感情	・妊娠が両親にもたらすさまざまな感情，期待，思考 ・母性と父性の発達上の課題 ・赤ちゃんに対するイメージ
	妊娠後期，一般的な悩み・困難，さらなる検査を必要とする症状	・妊娠と授乳がもたらす身体的および精神的な変化 ・悩み・困難と症状 ・出産への準備／分娩病院に関する手引き
	出産	・分娩の進行と出産への準備 ・出産からの回復
	病院からの帰宅	・分娩病院から帰宅する準備 ・赤ちゃんの身の回りの必要物品 ・支援のネットワーク
	赤ちゃんのケア	・授乳 ・赤ちゃんの安全（虐待と揺すぶりの回避），赤ちゃんの扱い方，寝かしつけ方 ・赤ちゃんと親の良好な関係の早期確立
	親であること	・父親（パートナー）の役割，平等に子どもに接すること，親役割への認識 ・授乳と赤ちゃんのケアにおける父親（パートナー）の役割 ・社会的なネットワークの支援
	夫婦関係	・子どもが誕生することで生じる夫婦関係と家庭生活の変化 ・親であることが夫婦関係と性行動にもたらす変化，出産後の避妊 ・建設的な口論，家庭内暴力の予防（資料III-3，III-4）
	気分	・妊娠期間中と子どもの誕生後の気分 ・産後うつの予防と確認，およびケア（双方の親に対し）
	両親の健康的な生活習慣	・栄養，運動，休息 ・飲酒に関する指導，禁煙，そのほかの薬物 ・歯科衛生と日々のケア
	地方自治体における家族向けサービスの紹介	・家族計画，性と生殖の健康 ・その他の家族向けサービス：自治体社会援護局と児童保護，家族ソーシャルワーク，公的扶助，子どもがいる家族への家事援助，家族ネウボラ，救急・保護施設 ・各種団体が提供する両親グループ活動，子育て支援

含まれる．両親学級の目的，方法，内容は，**表III-10**に示すとおりである．また，出産のための指導の目的，方法，ならびに主な内容は，**表III-11**に示す．対象者のニーズに基づく健康相談についても，初産家庭の両親に対して実施される．

　フィンランドで実施されている両親学級は，すべての初妊婦とその夫（パートナー）を対象とし

表III-11　出産のための指導の目的，方法，主な内容

出産のための家族への指導の目的		・包括的で肯定的な出産経験ができる ・家族が，根拠に基づいた分娩とケアに関する適切な情報を得る ・妊産婦の力量を強化する
方法 / 手段		・参加型の学習方法 ・分娩環境に慣れ親しむこと ・相互支援：例，母親 / 父親 / 家族に対するワークショップタイプのディスカッションの場とする
主な内容	分娩の進行	・通常の生理学的な分娩の進行 ・分娩の段階
	痛みの緩和方法	・制御の感覚：自分の体，身の回りの環境，ケアに関する自己決定権と参加 ・父親，援助者 ・薬を用いない痛みの緩和方法 ・医学的な痛みの緩和方法
	積極的な出産への取り組み	・ケアを担当する助産師 / 医師の支援 ・自分と自身の出産能力への信頼感 ・責任をもち，決定に参加すること ・出産計画
	分娩中の通常の医学的介入	・分娩の開始ないし促進に関する処置 ・胎児の状態の把握に関連する処置 ・吸引分娩と会陰切開
	出産の瞬間と出産後の最初の数日間	・赤ちゃんと親の良好な関係の早期確立，肌と肌との接触（父親または援助者にとっても），最初の授乳
	慣例にそって / 必要に応じて分娩病院に連絡すること，および分娩への指導案内	・分娩開始の兆候，主に陣痛 ・破水 ・血性粘液性帯下の出現 ・胎動の減少

ている[38,39]．両親学級では，妊娠・出産ならびに育児に関する情報提供に加えて，精神的支援や情緒的支援がなされる．これらにより，初妊婦とその夫（パートナー）に，妊娠期間中の自分自身の社会的ニーズ，情緒的ニーズ，心理的・物理的ニーズを認識してもらうことができる．これから親となる人を両親学級において勇気づけることで，親になることへの自信を高め，出産をより肯定的に経験することができ，かつ子どもが生まれた後の生活の変化にもうまく適応できるようになる．両親学級は家族の健康を増進し，問題を事前に防ぐためにも重要である．医学的ないし社会的なハイリスクグループの人たちが両親学級に参加することにより，その家庭が抱える健康上の問題を低減させることもできる[40]．

　親の役割については，グループ演習やさまざまなグループディスカッションを通して，両親に自覚を促すことができる[41,42]．両親学級のグループ演習の理想的な規模は，6〜8組の夫婦とされている．この規模のグループであれば，他の参加者との会話が容易になる[41]．また，グループ演習の望ましい回数は6〜8回である．さらに，男女別のグループとそこで行われるディスカッションも大切である．インターネットの活用も特に父親に効果がある[43,44]．両親学級で実施しているグループ演習の活動が，出産後も両親グループとして継続されることは，両親学級で目指した効果をさらに高めることになる[45]．

2）母性と父性を育むための支援

　第一子の誕生は，人生において大きな変化をもたらす．第一子の誕生により，大人同士の関係に，新たに赤ちゃんとの関係が加わるからである．親になることは，子どもに愛情を注ぐこと，子どもの人間関係の基盤をつくること，人生の先輩としての役割を果たすこと，そして扶養者としての役割を担うことである．このような親としての役割を果たすなかで，自分が親であるという自覚や親としての能力に対して自信がついていく．

　赤ちゃんをいかに育てるかという育児に対するイメージは，母親や父親となる人自身の養育歴が大きく影響する．よい育児のイメージがあれば，妊娠中の心理的課題にもうまく適応できる．自分自身と配偶者，赤ちゃん，そして家族全体に対して肯定的な捉え方ができれば，親であることや赤ちゃんのケアへの準備，夫婦関係，家族全体の機能，そして生活全般に対しても親の満足度を上げることができる．

　女性は，妊娠中の体形の変化，自分の胎内に赤ちゃんが宿っているという感覚，そして出産体験により，母性を育むことができる．妊娠経過が進むなかで，特に胎動が感じられるようになると，赤ちゃんや母親としての自分の姿をイメージできるようになる．このイメージにより，赤ちゃんへの思いと愛着を育めるようになる．妊娠後期になると，出産後のことにも思いを巡らせるようになる．イメージのなかで，女性は出産への準備を進め，子どもとの関係を築いていく．

　一方，男性は，女性とは異なる方法で，男性自身の生活リズムのなかで父性を育む．妊娠期間中や乳児期には，男性は女性と赤ちゃん（胎児）の関係において疎外感を覚えることもある．そのため，早い段階から男性が自身の心理的安定を図るように努める必要があり，そうすることで疎外感も気にならなくなる．父性を育むことは，夫婦関係や子どものその後の発達にも影響を及ぼす．たとえば，男性が積極的にそばにいて支援することで，母親となる女性の能力が高まることが研究的な知見からも明らかにされている[46, 47]．また，出産後の父親の積極的な育児は，子どもの健全な成長と発達を促すことにもつながる．特に，男児の問題行動を減らし，子どもの認知能力の発達を促す効果があることが報告されている[48]．さらに，両親学級や両親のグループ演習によって，児童虐待も低減できる[49]．

　そのため，両親学級では，子どもの誕生は人生における変化の時期であり，それには喜びはもちろんのこと，負担や重荷となることも含まれるのだということを参加者に伝える必要がある．また，父親が幼い子どもの優れた養育者であることは母親とまったく同様であり，父親と母親には異なりながらも同じくよい子育ての方法があるということを，グループ演習で話し合う．両親学級の場に，出産したばかりの家族が参加して，自分たちの経験を語ってもらう．グループ演習において，両親はそれらの情報から，自分の考えや望み，経験について話し合うことで，母性や父性を育んでいく．

3）よりよい夫婦関係と親であることの支援

　夫婦関係は，親であることにも影響を及ぼす．すなわち，健全で仲のよい夫婦は，親であることや親子関係に満足していることが多い．よい夫婦関係を継続するためには，夫婦間で十分にコミュ

ニケーションをとり，共通の事柄を分かち合う必要がある．夫婦間の自由なコミュニケーション，夫婦関係が安定しているという自信，あるいは家事や育児を分担することで，夫婦関係の満足感を高めることができる．

　子どもの誕生後，支援の不足による子育てや家事の負担のために，夫婦関係が悪化することがある．しかし，家事と子育てを共に分担し，夫婦間でよいコミュニケーションがとれ，夫婦が一体感を感じ，さまざまな支援がある場合，夫婦関係は改善できる．夫婦関係が悪化する原因のひとつは，過度なストレスである．

　子どもの誕生後に両親が直面する課題は，夫婦2人の関係に加えて子どもとの関係が生じることで，夫婦関係に変化がもたらされることである．妊娠期間中と同じように，子どもの誕生後も，よい夫婦関係を育むことが大切である．父親は夫婦関係に満足すると，親の役割を十分果たすようになり，積極的に子育てに参加する．一方，父親と子どもが一緒に過ごすことは，母親が感じるストレスを減らすことができ，夫婦関係を改善することにもつながる．そのため，子どもの誕生後の夫婦関係と親であることにおける変化は，両親学級の重点的なテーマである．そこでは，夫婦関係を積極的に築き，お互いをケアしていかなければならないこと，そのためにはたとえば一緒に時間を過ごすことや，親密な触れ合いを大切にすることが重要だということを伝える．また，このようなよい夫婦関係や親としての役割（子育て）についても，グループ演習で話し合う．

　なお，両親学級の参加により，社会的なネットワークが広がり，かつ親同士が助け合うようになる[44,50]．両親学級と両親のグループ演習において親であることを支援し，特に育児ストレスを軽減することにより，親の能力への自信を高めることができる[50,51]．

4）両親の健康的な生活習慣とそのほかの健康相談

　妊娠期間中の生活習慣（特に栄養摂取，体重管理，アルコール使用）は，生まれてくる子どもと母親の健康に長期にわたって影響を及ぼす．健康的な栄養摂取，体重管理，禁煙，飲酒を控えることを目標とした保健指導は，医療費を抑える効果があることが証明されている[52]．そのため，両親学級において，両親が健康的な生活習慣を獲得できるよう適切に情報提供を行い，指導する必要がある．また，健康相談により，授乳の確立や継続を支援することができ，授乳期間を延ばすこともできる[53]．両親学級に含まれる健康相談は，特に低学歴の女性に効果を発揮する[54]．

まとめ

▶ 両親学級は，初産家族に対して実施される．もし家族に特別な支援の必要性がある場合には，第二子以降を出産する者に対しても両親学級の対象者とする．また，ステップファミリーの両親に対しても，片方の親にとって子どもの誕生がはじめての場合，両親学級の対象者となる．

▶ 両親のグループ演習は，出産後も両親グループとして継続する．なぜなら，出産後には子育てが現実問題となるからである．

▶ ネウボラの保健師（助産師）が両親学級を運営する．さらに状況に応じて，ソーシャルワーカー，保健センターの専門職員（主に心理療法士，理学療法士，栄養士，口腔衛生専門職），

III フィンランドの妊産婦ネウボラ・子どもネウボラの活動

各種団体の代表者（主に児童養護連盟，救急・保護施設連盟，多胎児家族の会），保育所のスタッフ，出産したばかりの家族が両親学級の運営に協力する．

▶ 両親学級では，積極的で平等な親となることについて両親は指導や訓練を受け，これが子どもの成長と発達の支えとなる．また，健康相談が実施され，両親の手助けとなるように最新の情報を提供する．自分が親となることや，これから生まれてくる赤ちゃんを話題として取り上げる．

▶ 妊娠期間中の健康的な生活習慣，家族の生活習慣や栄養摂取，あるいは飲酒や喫煙が生まれてくる子どもの健康にいかに影響を与えるかについても話し合う．

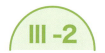

子どもネウボラ

1 定期健康診査におけるスクリーニングと健康支援

　子どもネウボラにおける定期健康診査では，子どもの成長や身体的発達の状況，心理社会的発達のスクリーニングに加え，親役割や両親の養育力を高めるように支援している．定期的かつ頻繁な健康診査は，子どもの成長・発達，健康状態，養育状況を脅かす問題またはハイリスク要因の早期発見が可能である．加えて，定期健康診査では，育児のアドバイス，その他の必要な方策をとりながら支援をしている．具体的には，親子関係，夫婦関係，休息・余暇時間，栄養指導や体重管理，運動習慣，避妊を含む性の健康，家庭内暴力の予防，子どもの事故予防，禁煙指導，あるいは飲酒や薬物に関して家族との面談における話い合いを通じて助言している．さらに，歯科検診や予防接種も実施している．

2 定期健康診査のスケジュール

　定期健康診査は，表Ⅲ-12に示すように，子どもが6歳になるまでに担当保健師による健康診査が少なくとも15回実施され，そのうち5回は担当医による診察も行われる[55-57]．この健康診査には，家族全員を対象とする3回の総合健康診査も含まれる．総合健康診査は，家族全員の健康状態と養育状況を詳細に評価するため，通常の定期健康診査より包括的に実施され，より長い時間が充てられる[56,58]（69頁参照のこと）．定期健康診査で追加支援の必要性があると判断されると，担当保健師や担当医の健康診査をさらに受診することが推奨されている[58]．

表Ⅲ-12　子どもネウボラにおける子どもの健康診査と時間配分 [55]

子どもの年齢	定期健康診査	時間*
1～4週	担当保健師への受診	60分以上
4～6週	担当医または担当保健師への受診	30～60分
2か月	担当保健師への受診	60分
3か月	担当保健師への受診	60分
4か月	総合健康診査：担当医と担当保健師	60分以上
5か月	担当保健師への受診	60分
6か月	担当保健師への受診	60分
8か月	担当医への受診	30～60分
12か月	担当保健師への受診	60分
18か月	総合健康診査：担当医と担当保健師	60分以上
2歳	担当保健師への受診	60分
3歳	担当保健師への受診	60分
4歳	総合健康診査：担当医と担当保健師	60分以上
5歳	担当保健師への受診	60分
6歳	担当保健師への受診	60分

*推奨される時間配分

3　子どもネウボラにおける定期健康診査の内容

　子どもネウボラにおける定期健康診査では，子どもの健康問題だけを扱っているわけではなく，家族全員の健康状態や養育状況の確認，および健康増進を含めた支援を実施している．親役割，夫婦関係の改善，養育能力の向上を目指したアプローチもなされる．どの時期の定期健康診査においても，子どもの成長・発達を促すための養育環境が考慮される．

　定期健康診査 [55-57] における年齢ごとのチェック項目を**表Ⅲ-13**に示す．子どもの発達は，たとえば，身長，体重，頭囲，視力，聴力，発語や言語発達，神経学的発達の観察を通じて評価される．さらに，子どもの心理社会的発達，健康に関する生活習慣，歯科検診，あるいは子どもの成長・発達にかかわる家庭環境，家庭内暴力などについても確認する．

　何らかの問題があると判断された場合は，速やかに支援や助言を提供し，より詳細な精査を行うことについて両親と合意する．さらに，必要であれば，家族の養育力を高めるための，あるいは健康を改善するための支援プランを作成し，三次医療による検査または治療につなぐ．もし，問題が複雑であれば，ほかの専門職の意見を聞くことも重要である．

　子どもと家族がかかえる問題と支援ニーズは，さまざまな質問票やインタビューなどで把握され

III フィンランドの妊産婦ネウボラ・子どもネウボラの活動

表III-13 子どもの健康診査におけるスクリーニング，およびチェック項目の例[55-57]

	スクリーニングと手段	1-4週	4-6週	2か月	3か月	4か月	5か月	6か月	8か月	12か月	18か月	2歳	3歳	4歳	5歳	6歳
実施者	保健師	○	○	○	○	○	○	○	○	○	○	○	○	○	○	○
	医師					○					○			○		
項目	母乳育児	○	○	○	○	○	○	○	○							
	栄養					○	○	○	○	○	○	○	○	○	○	○
	乳児の尿と便	○	○	○												
	睡眠	○	○	○	○	○	○	○	○	○	○	○	○	○	○	○
	体重	○	○	○	○	○	○	○	○	○	○	○	○	○	○	○
	身長	○	○	○	○	○	○	○	○	○	○	○	○	○	○	○
	頭囲	○	○	○	○	○	○	○	○	○	○					
	視力		○	○	○	○	○	○	○	○	○	○	○	○	○	○
	聴力	○	○	○	○	○	○	(○)	○					○		
	神経学的発達		○								○	○	○	○	○	(○)
	子どもの言葉と発話			○	○	○	○	○	○	○	○	○	○	○	○	○
	心理社会的発達	○	○	○	○	○	○	○	○	○	○	○	○	○	○	○
	口腔衛生									○	(○)			(○)		(○)
	症状	○	○	○	○	○	○	○	○	○	○	○	○	○	○	○
	動き，身体活動		○	○	○	○	○	○	○	○	○	○	○	○	○	○
	読み													○	(○)	
	血圧													○	(○)	
	予防接種			○	○		○			○	○			○		○
	ヘルスカウンセリング	子どもと両親の関係性，気分，EPDS，夫婦関係，AUDIT，喫煙，薬物，睡眠，身体活動，家族の支援者，家庭内暴力，事故防止															

る[57]．たとえば，幼児と就学前の子どものための神経発達のスクリーニングなどの質問票（フィンランドでは Lene テスト[59]が用いられている），発語と言語発達を評価するテスト，両親用の「飲酒習慣スクリーニングテスト（AUDIT*）」（**資料III-5**），あるいは「エジンバラ産後うつ病質問票（EPDS）」（**資料III-6**）などを活用する．

＊ WHO の調査研究により作成されたアルコール依存症のスクリーニングテスト

資料Ⅲ-5　飲酒習慣スクリーニングテスト（AUDIT）

1. あなたはアルコール含有飲料をどのくらいの頻度で飲みますか？

   □　飲まない　　　　　　　　□　1ヶ月に1度以下　　　　　□　1ヶ月に2～4度

   □　1週間に2～3度　　　　　□　1週間に4度以上

2. 飲酒するときは通常、純アルコール換算でどのくらいの量を飲みますか？

   ※純アルコール量が選択肢に当てはまらない場合は、近いものを選んでください。

   □　1～2ドリンク(10～20g)　　□　3～4ドリンク(30～40g)　　□　5～6ドリンク(50～60g)

   □　7～9ドリンク(70～90g)　　□　10ドリンク以上(100g以上)

   【純アルコール目安】　ビール中びん1本(500ml)=20g、日本酒1合(180ml)=22g、ウイスキーダブル(60ml)=20g、

   　　　　　　　　　　　焼酎(25度)1合(180ml)=36g、ワイン1杯(120ml)=12g

3. 1度にアルコール換算で60g以上飲酒することがどのくらいの頻度でありますか？

   □　ない　　　　　　　　　　□　1ヶ月に1度未満　　　　　□　1ヶ月に1度

   □　1週間に1度　　　　　　　□　毎日あるいはほとんど毎日

4. 過去1年間に、飲み始めると止められなかったことがどのくらいの頻度でありましたか？

   □　ない　　　　　　　　　　□　1ヶ月に1度未満　　　　　□　1ヶ月に1度

   □　1週間に1度　　　　　　　□　毎日あるいはほとんど毎日

5. 過去1年間に、普通だと行えることを飲酒をしていたためにできなかったことが、

   どのくらいの頻度でありましたか？　※お酒を飲んだため車で外出できなかった等も含む

   □　ない　　　　　　　　　　□　1ヶ月に1度未満　　　　　□　1ヶ月に1度

   □　1週間に1度　　　　　　　□　毎日あるいはほとんど毎日

6. 過去1年間に、深酒の後、体調を整えるために、朝の迎え酒をせねばならなかったことが、

   どのくらいの頻度でありましたか？

   □　ない　　　　　　　　　　□　1ヶ月に1度未満　　　　　□　1ヶ月に1度

   □　1週間に1度　　　　　　　□　毎日あるいはほとんど毎日

7. 過去1年間に、飲酒後、罪悪感や自責の念にかられたことが、どのくらいの頻度でありましたか？

   □　ない　　　　　　　　　　□　1ヶ月に1度未満　　　　　□　1ヶ月に1度

   □　1週間に1度　　　　　　　□　毎日あるいはほとんど毎日

8. 過去1年間に、飲酒のため前夜の出来事を思い出せなかったことが、どのくらいの頻度でありましたか？

   □　ない　　　　　　　　　　□　1ヶ月に1度未満　　　　　□　1ヶ月に1度

   □　1週間に1度　　　　　　　□　毎日あるいはほとんど毎日

9. 飲酒のために、あなた自身がけがをしたり、あるいは他の誰かにけがを負わせたことがありますか？

   □　ない　　　　　　　　　　□　あるが、過去1年間はなし　　□　過去1年間にあり

10. 肉親や親戚、友人、医師、あるいは他の健康管理に携わる人が、あなたの飲酒について心配したり、

    飲酒量を減らすように勧めたりしたことがありますか？

    □　ない　　　　　　　　　　□　あるが、過去1年間はなし　　□　過去1年間にあり

資料Ⅲ-6 エジンバラ産後うつ病質問票（EPDS）

項目は10項目で、0，1，2，3点の4件法の母親による自己記入式質問票で、うつ病によく見られる症状をわかりやすい質問にしたものであり、簡便で国内外で最も広く使用されている質問票である。母親が記入後、その場でEPDSの合計点数を出し、合計30満点中、9点以上をうつ病としてスクリーニングする。
実際使用する質問票の（　）内は空欄になる。
＊＊＊
産後の気分についておたずねします。あなたも赤ちゃんもお元気ですか。最近のあなたの気分をチェックしてみましょう。今日だけでなく、過去7日間にあなたが感じたことに最も近い答えに〇をつけてください。必ず10項目全部に答えてください。

1. 笑うことができたし、物事のおもしろい面もわかった
 （0）いつもと同様にできた（1）あまりできなかった（2）明らかにできなかった（3）まったくできなかった
2. 物事を楽しみにして待った
 （0）いつもと同様にできた（1）あまりできなかった（2）明らかにできなかった（3）ほとんどできなかった
3. 物事がうまくいかないとき、自分を不必要に責めた
 （3）はい、たいていそうだった（2）はい、ときどきそうだった（1）いいえ、あまりたびたびではなかった
 （0）いいえ、まったくなかった
4. はっきりした理由もないのに不安になったり、心配したりした
 （0）いいえ、そうではなかった（1）ほとんどそうではなかった（2）はい、時々あった（3）はい、しょっちゅうあった
5. はっきりした理由もないのに恐怖に襲われた
 （3）はい、しょっちゅうあった（2）はい、時々あった（1）いいえ、めったになかった（0）いいえ、まったくなかった
6. することがたくさんあって大変だった
 （3）はい、たいてい対処できなかった（2）はい、いつものように対処できなかった（1）いいえ、たいていうまく対処した（0）いいえ、普段通りに対処した
7. 不幸せな気分なので、眠りにくかった
 （3）はい、ほとんどいつもそうだった（2）はい、時々そうだった（1）いいえ、あまりたびたびではなかった
 （0）いいえ、まったくなかった
8. 悲しくなったり、惨めになったりした
 （3）はい、たいていそうだった（2）はい、かなりしばしばそうだった（1）いいえ、あまりたびたびではなかった
 （0）いいえ、まったくそうではなかった
9. 不幸せな気分だったので、泣いていた
 （3）はい、たいていそうだった（2）はい、かなりしばしばそうだった（1）ほんの時々あった（0）いいえ、まったくそうではなかった
10. 自分自身を傷つけるという考えが浮かんできた
 （3）はい、かなりしばしばそうだった（2）時々そうだった（1）めったになかった（0）まったくなかった

4 予防接種プログラム

フィンランドでは，さまざまな予防接種が，無償で提供される（**表Ⅲ-14**）．子どもネウボラで予防接種を受けられなかった場合，学校保健の制度の下で受けることもできる．

5 支援ニーズの早期把握と追加支援

早期に把握すべき子どもの課題には，心理社会的問題，行動上の問題，学習困難，あるいは肥満などがある．子どもの健康格差に関しても近年重要な課題となっている．また，親の精神疾患，ア

表Ⅲ-14　青少年のための予防接種プログラム

年齢	疾患	ワクチン
2か月	ロタウイルス性下痢	ロタウイルス
3か月	髄膜炎，肺炎，敗血症，耳感染	肺炎球菌複合体（PCV）
3か月	ロタウイルス性下痢	ロタウイルス
3か月	ジフテリア，破傷風，百日咳，ポリオ，髄膜炎・咽頭蓋炎・敗血症などのインフルエンザ菌 b 型感染症	5種混合ワクチン（DTaP-IPV-Hib）
5か月	髄膜炎，肺炎，敗血症，耳感染	肺炎球菌複合体（PCV）
5か月	ロタウイルス性下痢	ロタウイルス
5か月	ジフテリア，破傷風，百日咳，ポリオ，髄膜炎・咽頭蓋炎・敗血症などのインフルエンザ菌 b 型感染症	5種混合ワクチン（DTaP-IPV-Hib）
12か月	髄膜炎，肺炎，敗血症，耳感染	肺炎球菌複合体（PCV）
12か月	ジフテリア，破傷風，百日咳，ポリオ，髄膜炎・咽頭蓋炎・敗血症などのインフルエンザ菌 b 型感染症	5種混合ワクチン（DTaP-IPV-Hib）
12～18か月*	はしか，おたふくかぜ，風疹	MMR
6～35か月	季節性インフルエンザ（毎年）	インフルエンザ
1歳半	水ぼうそう	水ぼうそう**
4歳	ジフテリア，破傷風，百日咳，ポリオ	4種混合ワクチン（DTaP-IPV）
6歳	はしか，おたふくかぜ，風疹	MMR
6歳	水ぼうそう	水ぼうそう

* 国立健康福祉研究所（The National Institute for Health and Welfare）は1回目の MMR ワクチンを12か月齢で投与することを推奨している．
**水ぼうそうになったことのない子ども．

Ⅲ フィンランドの妊産婦ネウボラ・子どもネウボラの活動

ルコール・薬物乱用，家庭内暴力，夫婦関係の問題，および失業は，子どもの健康と養育状況に重大な影響を及ぼす．そのため，子どもネウボラでは，子どもたちとその親の健康と養育状況，健康的な生活習慣への支援と，親役割とよい夫婦関係を強化するための支援にも重点をおいている．

頻繁にネウボラを受診することで，利用者である家族とネウボラの担当保健師や担当医とのあいだに信頼関係が生まれるとともに，打ち解けて話し合うこともできるようになる．このような信頼関係を背景として，家族は自分たちの抱える繊細な問題，たとえば，性的な事柄や夫婦関係における対立について話し合いやすくなる．定期的に実施される健康診査により，学齢前の子どもと家族が抱える特別な支援ニーズも早期に探知できる[60-62]．特に，総合健康診査は，家族の支援ニーズと潜在的な健康上の問題を早期に幅広く把握できる．総合健康診査では，手助けを最も必要としている子どもたちと家族に対して支援を提供できる．子どもと親が抱える，定期健康診査で確認されていなかった問題さえも総合健康診査で発見されている．家族の養育状況は，幅広い観点から評価する必要がある[63]．また，利用者家族からのフィードバックも，支援ニーズを捉えるうえで有効である．

何らかの支援が必要と判断された場合は，子どもネウボラにおいて担当保健師あるいは担当医による追加の健康診査を受けることが推奨されている．また，家庭訪問を追加して実施すること（81頁参照）や両親グループの活動へつなぐこと（次項「両親グループ」参照）も，子どもと親の養育状況を支援するのに有効である．このような支援は，速やかに提供されなければならない[58]．さらに，多くの専門職による協働が，このような家族のために効果的に支援するうえでますます重要となる．必要に応じて，ファミリーソーシャルワーカー，心理療法士，栄養士，理学療法士などの専門職と協働することが大切である．さらに，在宅介護サービス，デイケア，幼児教育，児童相談所，学校保健，専門的医療などファミリーケアにかかわるほかの関係機関とも密接に協力することも求められる．

6 両親グループ

1）子どもネウボラで支援する両親グループの活動

グループ活動における支援は，地域の人々が，一人ひとりでは気づきや解決が困難な健康上の課題に対して，グループのもつ力を意識的に活用して主体的な課題解決に取り組むように支援すること，あるいは健康を保持増進するための力量形成ができるように支援することである．同時に，地域の人々がグループ活動を通して成長し，地域全体の健康や QOL を高める方向へ発展することを意図した支援でもある．

フィンランドでは，第一子の誕生を待つ両親に対して，両親グループを基盤とした家族トレーニングを実施することが政令で規定されている．このため，フィンランドでは，グループ活動において両親への家族トレーニングとしての教育的介入が行われている．さらに，子どもの誕生後も，ピアサポートを促進するために，子どもネウボラが両親グループの活動を支援することが推奨されている．

2）両親グループの活動への支援方法

　両親グループにおける家族トレーニングの方法として，リスクが確認されていない一般の両親を対象とした通常の支援，ならびに特定のリスクを抱えた両親を対象とした支援がある．初めて親になる人に対しては，出生前から子どもネウボラと連携しながら，グループ活動への支援がなされる．一般の両親グループの活動で取り上げる主な家族トレーニングの内容は，赤ちゃんのケア，親となること，夫婦関係，家族の日常生活，子育て，あるいは家族への支援である（**表Ⅲ-15**）．さらに，子どもネウボラは，このほか，誰でも参加可能な両親グループの活動も支援している．たとえば，初産の親たちからなるグループ，父親グループ，母親と子どもからなるグループ活動などである．子どもの年齢別で実施している当該年齢の児をもつすべての両親を対象としたグループ活動もある[64,65]．

　また，特定のリスクを抱えた両親を対象とした支援として，産後うつ，ドラッグの問題，パートナーからの暴力，禁煙などの問題を扱うグループ活動もある（**表Ⅲ-16**）．このようなリスクを抱えた両親，あるいは肥満や行動障害を抱える子どもの両親を対象とする際には，非公開かつ組織化されたグループ介入が効果的である[66-69]．

　なお，フィンランドのグループ活動では，教育的介入を実施するため，栄養士や理学療法士などさまざまな専門職，あるいは非政府組織（non-governmental organizations，NGO）が支援を行っている．このような教育的介入では，根拠に基づいた情報を家族に提供し，親たちをエンパワメントしながら，ピアサポートとともに社会的ネットワークを広げるように支援している．こうしたグループ活動の集りは，通常，年に1〜12回開催され，1回の集まりに2時間程度の時間をかけて実施している[70]．

3）グループ活動を基盤にした両親への教育的介入の効果

　小規模なグループで行われる家族への指導は，家族の社会的なネットワークを拡大させ，家族が

表Ⅲ-15　両親グループの活動で取り上げる主な家族トレーニングの内容

赤ちゃんのケア 親となること 夫婦関係 家族の日常生活 子育て 家族への支援

表Ⅲ-16　特定のリスクを抱えた両親を対象としたグループ活動の例

産後うつ ドラッグの問題 パートナーからの暴力 禁煙 肥満 行動障害を抱える子ども

III フィンランドの妊産婦ネウボラ・子どもネウボラの活動

さまざまな支援を受けやすくする．妊娠期からはじまる早期の介入は，親子関係における問題の発生を事前に予防する効果がある．第一子の誕生を待つ両親に対して，家族全体を対象として，しかも最適な時期に介入を行えば，特に有効である．

だれでも参加できるグループ活動，初産家庭の両親のためのグループ活動は，特に人気が高い．第一子の出産後，グループ活動の支援を受けている両親の主観的健康感は，支援を受けていない両親に比べ，有意に高いことが報告されている[71-73]．

Haaranen[72]は，幼い子どものいる親が，グループ活動に参加することにより，さまざまな恩恵を受けることを報告している．親たちは，グループ活動に参加することにより，交友関係が広がり，新しい人間関係を築くことができ，そのなかで情報交換を行うことができるようになる．また，リクリエーションに参加することで，気分転換もでき，親としての自尊心をも高めることができる．他方，両親がグループ活動に参加することで，子どもたちは，社会的なスキルを身につけることができ，同年齢の子どもたちとも友だちになることができる．

Aminら[74]の研究では，グループ活動を基盤にした両親への教育的介入は，両親の自己効力感を高めることを報告している．グループ活動では，グループダイナミックスが生じ，そのなかで，相互に癒し合い，互いに学び合い，かつともに新しい挑戦や創造的活動に向かう意思が生まれる．すなわち，子どもを育てるなかで，同じ悩みや問題を抱えている親同士が交流すると，お互いに和らぎ，緊張から解放され，癒しの働きが生じる．それにより，励まし合い，元気がわいてくる．そのようななかで，両親に教育的介入を実施することは，お互いが学習者であり教育者となる可能性をもった学習となり，上下の関係で教えらえるというよりも横の関係で共同学習をすることができる．また，一人ではどうにもならない状況が，数人が集まって知恵を出し合うと問題を解決していく力も生まれる．このようなことを背景として，両親の自己効力感をも高めることができる．

グループ活動における仲間づくりにより，グループの参加者間で親近感が生まれ，かつグループ内の親たちに肯定的な影響があれば，グループ活動は効果があったとみなすことができる．ピアグループによる関係は，前述したように，親同士の助け合い，社会的関係の構築，さらにはグループ活動の参加者間で寛容で打ち解けた雰囲気を生み出す．両親グループの活動に参加するうちに，家族の機能，親であることへの満足感，参加者間での相互支援がなされる．グループ活動にかかわるにつれて，両親の社会的なネットワークは拡大し，支援の輪が広がり[55,63]，かつ家族としてどのような役割を果たす必要があるかということも参加者が学ぶようになる[63]．

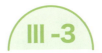

家族全体を支援する総合健康診査

1 総合健康診査とは何か？

1）総合健康診査とは

　総合健康診査とは，妊産婦ネウボラや子どもネウボラにおいて実施される家族全体を対象とした総合的な健康診査のことである．総合健康診査は，診査項目も通常の健康診査よりも広範囲に及ぶ（**表Ⅲ-17**）．さらに，総合健康診査を実施することで，すべての関係者の協力関係をも強化できる．

　総合健康診査では，臨床検査，身体機能の検査，あるいはそのほかの方法で実施される健康状態の把握，および健康増進にかかわる生活状況や養育状況を精査していく．健康状態を把握するためには，問診を行い，多職種と協働して検査することもある．

　さらに，総合健康診査では，健康に関する助言も行う．健康診査と健康に関する助言は，子どもの発達段階や家族のニーズに合わせて計画的に実施される．健康に関する助言とは，保健の専門家による相談機能が発揮されることであり，それによって子どもの発育・発達に必要な環境が整い，健康にかかわる情報を家族が適切に活用できるように支援することである[75]．

> 総合健康診査とは，臨床検査とその他の方法で実施される健康状態と身体機能の検査，および健康増進に関連する健康状態や養育状況を精査すること

2）総合健康診査の意義と目標

　総合健康診査は，個人と家族の健康状態や養育状況を確認し，かつ適切な支援を提供するためにも優れている．特に，両親の精神保健，早期の親子関係の確立，夫婦関係と親であることの支援に効果を発揮する．また，総合健康診査では，家族の健康を増進するために，情緒的な支援や健康に関する助言に加え，必要であれば家庭訪問の追加，自助グループへとつないでいく[76]．総合健

表Ⅲ-17　総合健康診査の要点

- 総合健康診査には，子どもと両親，あるいは母親あるいは父親（パートナー）が参加する．
- 妊産婦ネウボラの総合健康診査には妊婦に加えて，その夫（パートナー）も参加する．
- 総合健康診査では，子ども，両親，および家族全体の健康，それらに影響を与える要因を広範囲にわたり多角的にとらえる．
- 総合健康診査は，担当保健師（助産師）が担当医と協力しながら実施する．
- 保育所に通っている子どもの総合健康診査を実施するときには，保護者の書面での同意を得たうえで，保育所職員にも子どもの発達などの評価をしてもらい，それを含めて総合的に子どもの健康状態を把握する．
- 総合健康診査は，家族や担当職員がお互い協力しながら進める．

Ⅲ　フィンランドの妊産婦ネウボラ・子どもネウボラの活動

表Ⅲ-18　総合健康診査の目標

①子ども，両親，そして家族全体の健康や養育環境を整えること
②家族への支援の必要性を早期に確認すること
③家族に対して適切な時期に支援を提供すること
④健康格差の低減を効果的に進めていくこと

　診査で実施される健康に関する助言（たとえば，運動と栄養，体重管理，喫煙とアルコール使用に関するアドバイス）は，医療費を削減する効果があることが証明されている[77]．両親への健康に関する助言や意欲を高める面談技術は，健康に関連した行動変容を促す[78]．

　総合健康診査では，子どもと両親と協力しながら，家族全体の健康状態や養育について理解を深めることを大切にしている．また，家族自身がとるべき行動，ならびに利用可能なサービスについても合意し，そのほかにも継続的に実施すべき事項について確認する．

　総合健康診査の目標は，子ども，両親，そして家族全体の健康状態と養育環境を整え，家族に必要な支援を早期に確認し，適切な時期に提供し，健康格差の低減を効果的に進めていくことである（**表Ⅲ-18**）．

2　総合健康診査の共通指針

1）家族のニーズに基づいた支援

（1）ニーズの把握と支援

　総合健康診査は，予約制で実施される．この総合健康診査では，利用者のニーズを多様な方法で，段階を踏んで把握していく．子どもの発達段階や家族背景などからニーズを予測し，そのニーズを家族への支援計画の立案時に考慮する．家族のニーズを把握することにより，家族の状況を両親の視点から検討でき，かつ，子どもの発達を支えるうえでの両親のニーズについてもとらえることができる．両親と協力しながら適切な支援を共に検討する姿勢が重要である．

　面談の場で個別のニーズを特定するためには，家族間やネウボラ職員とのあいだで交わされる話し合いが不可欠で，ニーズを特定するために開発されたツールを適宜使用する（**資料Ⅲ-1，Ⅲ-2**）．子どもと両親の考えを話してもらうこと，たとえば，家族の状況，養育状況，健康に関する生活習慣を話題にすることは，家族の全体像を把握するうえでも重要であり，家族の個別支援の必要性を特定するためにも有効である．

　総合健康診査では，家族のニーズに対応するために十分な時間をとっている．家族と面談し，支援の必要性を特定し，家族の状況について話し合い，そして支援計画を立案し，さらに家族と合意することは時間を要する．総合健康診査に要する時間は，保健師の面談には少なくとも1時間程度，医師の診断には少なくとも30分間が通常充てられる．予約時に両親が支援の必要性を訴えている場合には，それよりも長い時間を充てるなど，面談時間は，その状況に応じて，柔軟に対応する．

利用者のニーズを早期に特定し，そのニーズに基づいて支援計画を立案することは，リスクを事前に予防することになる．家族の問題を掘り下げて調べることは保健活動の効果を高め，家族が将来的に利用するサービスをも減らすことができる．また，問題に早期に着手することで，保健サービスの経費も節約される．実際，このようなきめ細やかな支援により，フィンランドでは，児童虐待の発生がきわめて少ない．

総合健康診査は，妊娠期から始まり，子どもネウボラ，そして学校保健においても継続的に実施される．子どもと家族の既往歴や養育歴の情報は，それぞれの健康診査で活用される．この総合健康診査では，子どもと両親が気になる事柄を話すことができ，しっかりと耳を傾けられているという雰囲気をつくることが最も重要である．

総合健康診査では，子どもと家族はその個別のニーズと家族の状況に応じて支援される．支援とは，知識の提供，情緒的な支援，あるいは社会的な支援を指す．知識の提供では，特に，子どものこれからの発達段階に関する予測的な知識と，子どもの発達段階における両親の対応方法が含まれる．

知識の提供は，両親が子どもについて不安を感じる場面においての手引きともなりうる．情緒的な支援とは，主に傾聴，理解，励ましである．社会的な支援とは，たとえば，両親をピアグループへとつなぎ，支援へと導くことや，親戚や友人に率直に助けを求めるように家族にアドバイスすることである．

総合健康診査では，支援により家族の状況がどう変化するかを追跡し，目標の達成状況を評価する．家族のニーズに沿って，追加診察，家庭訪問，あるいは家族支援員が家族に対して計画している援助内容について家族と合意する必要がある．また，必要に応じて，多くの専門職からなる会議を招集し，家族が必要とする支援形態を話し合い，家族に継続支援ができるようつないでいく．

（2）利用者を尊重し，総合健康診査への参加を促す方法

総合健康診査の効果を上げるためには，家族と担当保健師や担当医との信頼関係があることが前提となる．また，総合健康診査では，子どもと家族の積極的な参加も必要である．

信頼関係の構築は，担当保健師と子ども，そして両親の初回面談からはじまり，全期間を通して構築されていく．信頼関係を構築するために，対象者の意見の尊重，積極的な傾聴，そして対象者に対して関心を向けることが大切である．話に耳が傾けられ，尊重されていると感じることは信頼を構築するうえで重要な要素である．担当保健師や担当医を信頼することで，心配事や困難な事柄を取り上げることが可能になる[79]．子どもと家族の言うことに注意を払い，それによって彼らが何を話しているのか，あるいは何を伝えようとしているのかを正確に聴くことで，家族が抱える問題をとらえることができる．

担当保健師や担当医はその活動のなかで，自分が家族の味方であることを示すことが大切である．健康診査で第一に優先されることは，子どもの利益とニーズであり，子どもの健康と養育状況を支援するための知識が必要である．総合健康診査では，子どもにも直接に話しかけ，子どもの視点を両親との話し合いに取り入れることも担当保健師や担当医の役割である．

総合健康診査への利用者の参加を促す方法として，たとえば，オープン・ダイアログ・メソッド[80-82]*などがある．これらの方法論の出発点は，子どもと両親のニーズをとらえることであり，それらのニーズにより支援の必要性を特定し，必要に応じて支援を変更していく．担当保健師は，

真の意味でその場におり，子どもと両親のメッセージに積極的に耳を傾ける．傾聴は，子どもと両親が話すことを勇気づけるものであり，また傾聴されることでの効果も現れる．原則として，担当保健師は話し合いの進行を主導せず，その内容を発展させることもしない．

　総合健康診査のはじめには，世間話によって話し合いをはじめることもある．それは親しい雰囲気を生み出し，次の会話へとつなげるものである．率直な質問をしながら会話を進めていくと，子どもや両親は健康と養育状況，家族の状況，あるいは喜びと心配事についての意見を自分の言葉で話す．開かれて率直な話し合いをすることで，問題に対する共通理解を得ることができる．このように会話を進めていくなかで，子どもと両親の経験，意見，価値観が明らかになってくる．話がしっかり聴かれているという経験は安心感を生み出し，自分が抱えている問題も話しやすくなる．それはまた，健康的な生活習慣の維持，行動変容の必要性に気づくこと，必要に応じて行動変容すること，そして援助を受け入れることにもつながる．

　話し合いでは，何に変更が必要なのか，そしてどうしたらうまくいくのかについて，子どもと両親が自ら気づくように支援を行う．話し合いの主な目的は，自分の子どもを支え，その成長を守る要因を強め，さらに，家族の状況に即した解決法を見つけるように両親を支援することである．必要であれば，両親が子どもと家族全体の健康と養育に責任をもつように援助する．同様に，子どもが自らの健康について，年齢を経るに従って少しずつ責任をもつように手助けをする．子どもと両親が，通常は小さな中間目標を達成しながら，共に決めた目標に向かって積極的に行動していくように支える．自尊心が高まれば，自身の健康に気をつける可能性はさらに高まる．

　＊オープン・ダイアログ・メソッドとは，対話で精神病などからの回復を目指す療法．
　　オープン・ダイアログは，フィンランドの西ラップランド地方で，当初統合失調症患者に対する治療を目的に開発されたケアメソッドである．この療法は薬を使わずに統合失調症のつらい症状が改善するという効果があり，世界に知れ渡ることとなった．
　　オープン・ダイアログは，1980年代に西ラップランド地方にあるケロプダス病院で始まった．患者や家族から連絡を受けた医療チームが24時間以内に訪問し，ミーティングを行いながら症状緩和を目指す療法である．ミーティングの参加者は患者，家族，医師，看護師，セラピストらで，1回当たりの時間は1時間半程度である．参加者全員が平等な立場で，症状が改善するまで毎日行われる．
　　オープンダイアログを導入した西ラップランド地方では，統合失調症患者の入院治療期間が平均19日短縮され，通常治療では100％の服薬が必要な患者の割合は35％にとどまった．2年後の調査で症状の再発がない，あるいは軽いものにとどまっていた患者は82％（通常治療50％），再発率も24％（同71％）と大きな成果があり，世界各国で導入が進んでいる．

(3) 不安を話題として取り上げること

　不安を話題として取り上げることは，利用者のニーズを特定し，個別の支援を可能にする．総合健康診査では，子どもの年齢に考慮しつつ，不安なことを話題として取り上げる．たとえば，アルコール乱用，精神保健上の問題，あるいは家庭内暴力など，家庭内の繊細な問題についての話し合いには経験を積む必要がある．両親と家族全体の健康と養育状況の評価をするために，さまざまな

質問票が開発されている．質問票の使用は，項目を埋めることが目的ではない．むしろ，質問票を用いながら，問題を話題として取り上げ，支援の必要性を特定し，継続的な支援について合意することが大切である．

話題として取り上げるために用いる質問票とは，「初めて子どもを授かる親の気力と体力診断（**資料Ⅲ-1**）」や「子育て中の家庭に関するアンケート（**資料Ⅲ-2**）」などで，これらは家族全体の能力と活用可能な社会資源を特定し，支援の必要性を判定するために活用する[83,84]．両親の健康状態は，産後うつの特定のために開発されたEPDS（**資料Ⅲ-4**）などを用いる．

家族の状況を評価するために，そのほかにも多くの方法が開発されている．ネウボラの担当保健師は，こうした多様なツールを適切に利用することによって，両親に対して，気がかりな問題を自然に話題にし，家族についての子どもの気づきに耳を傾けるように奨励する．また，運動や食事，生活リズムについての家族の習慣を調べるための方法も，総合健康診査での面談で活用されている．

③ 総合健康診査の実践

1）ポピュレーションアプローチとしての活動

妊産婦ネウボラや子どもネウボラでは，特別な支援を必要とするハイリスクグループを把握するために，利用者層のすべての家族を掌握し，積極的にサービスを提供している．すなわち，フィンランドでは，ポピュレーションアプローチに重点をおいて活動している．

2）総合健康診査の通知と予約制

総合健康診査の通知と予約制は，利用者の参加を促すために有効である．利用者が主体的に時間を予約する方法，および健康診査の内容を周知する通知は，サービスの利用を促進し，総合健康診査の雰囲気に対するイメージづくりのためにも効果を発揮する．妊産婦・子どもネウボラの総合健康診査には，両親が同伴するように通知される．父親に送付される通知書，あるいは電話で行われる個別通知により，総合健康診査への参加が促進される．総合健康診査への父親の参加は，子どもの養育に対する父親の役割を支援するためにも有効である．総合健康診査は，ひとり親の母親にも実施され，希望であれば，支援者ないし近親者を診察に同伴できる．なお，離婚家族に対しても，実の母親や父親，あるいはパートナーが異論ない場合，両方の親に通知を出す．

通知と予約制は，総合健康診査への両親の参加を促す．

73

Ⅲ フィンランドの妊産婦ネウボラ・子どもネウボラの活動

3)総合健康診査における支援（時期別の総合健康診査の実際）

（1）妊産婦ネウボラにおける総合健康診査

妊産婦ネウボラで実施される総合健康診査は，常に妊婦とその夫（パートナー）の健康と養育環境の精査を行う[75,76,85]．総合健康診査では，妊婦と可能なかぎりその夫（パートナー）が参加し，生まれてくる子ども，家族全体の健康状態と養育環境，さらにそれらに影響を与える要因について広くかつ多角的に確認し，担当保健師（助産師）が担当医と協力しながら実施する．

（1）-1 妊産婦ネウボラにおける総合健康診査の実際

妊産婦ネウボラにおける総合健康診査は，子どもの誕生までにはまだ時間がある妊娠中期に実施されることが推奨されている．妊娠中期になると，子どもの誕生を待つ夫婦にとって，家族が増えることやそれがもたらす変化への心の準備が整い始める．また，総合健康診査には個人的な事柄についての話し合いが含まれるため，親となることへの準備や夫婦関係などの私的な事柄を，ネウボラの担当保健師や担当医に話せるようになるには時間と慣れも必要である．しかし，妊娠と出産に関する不安に対しては，できるかぎり早く必要な支援を適切に提供する．

> 妊娠中期は，妊産婦ネウボラでの総合健康診査に最適な時期である．

総合健康診査では，通常の妊娠経過の観察と胎児の健康状態の検査に加えて，**表Ⅲ-19**に示す事項を確認する．総合健康診査において，家族全体の生活環境を確認し，健康的な生活ができるよう支援することは，生まれてくる子どもが健やかに成長するためにも重要である．妊婦や夫（パートナー）の健康にまつわる生活習慣，たとえば，喫煙，アルコール，栄養摂取の状況，運動習慣，休息に関する情報を確認し，子どもの誕生後の生活についても話し合う．また，**資料Ⅲ-1**を用いて，家族の状況に対する夫婦の評価や心配事を確認していく．特に，ひとり親の場合，どのくらい身近な人から支援が得られるかを確認する．

親となることに対する期待感と生まれてくる子どもについてのイメージについて話し合うことにより，妊娠中から子どもへの愛情を育むことができる．さらに，夫（パートナー）との関係性，性生活についても確認する．

総合健康診査における話し合いでは，好ましくない生活習慣が，妊娠，出産，生まれてくる子どもの養育に対して悪い影響をもたらす可能性があることに留意する．総合健康診査では，健康的な生活習慣について話し合い，必要なケアを検討し，必要なサービスへつなぐための合意を得ることが重要である．

（1）-2 総合健康診査の面談で取り上げるべき内容

妊産婦ネウボラの総合健康診査では，妊婦と胎児の健康に加えて家族全体の健康状態を確認す

表Ⅲ-19 妊産婦ネウボラの総合健康診査における確認項目

- 家族全体の生活状況，生活の質を高める事柄，阻害しうる事柄
- 妊婦と夫（パートナー）の健康に関する生活習慣：喫煙，アルコール，その他の薬物の使用，栄養摂取，運動，休息
- 子どもの誕生による生活の変化，支援者，社会資源（資料Ⅲ-1）
- 夫（パートナー）との関係性，性生活
- 親となることに対する期待感，生まれてくる子どものイメージ

る．総合健康診査で確認すべき内容を，妊婦と家族全体のニーズと希望に基づきながら，担当保健師（助産師）と担当医が精査し，これまでに集積した情報をもとに評価していく．話し合いで得た情報に沿って，臨床検査も実施する[76]．

表Ⅲ-20 に，具体的に面談で取り上げる内容を記載する．これらを通して，対象者の健康状態を精査し，評価する．話し合いの出発点は，家族の状況に関する両親自身の評価とニーズ，あるいは表出された不安である．1回の総合健康診査でこれらすべてを網羅する必要はなく，健康診査では家族のニーズをとらえつつ，担当保健師（助産師）と担当医の判断に基づいて対応する[76]．総合健康診査を実施する前に，たとえば，**資料Ⅲ-1** を用いることで，両親に自分と家族の状況を考えるように促し，話し合いのきっかけをつくることができる．

（2）子どもネウボラにおける総合健康診査

子どもネウボラでは，子どもが4か月，18か月，および4歳に達した際に総合健康診査を実施する（**表Ⅲ-21，22**）．さらに，子どもと家族の健康状態，子どもの発達を総合的に診査し，経過観察する必要がある場合にも，総合健康診査を実施する．

総合健康診査の実施日を決めるにあたり，両親にとって都合のよい日時を調整する．総合健康診査は，担当保健師と担当医の共同診察，あるいは個別の診察の形で実施される．なお，4歳児の総合健康診査では，両親の許可を得たうえで，総合健康診査前に保育所職員の評価をもらうよう手配する．

子どもネウボラでの総合健康診査では，家族の健康状態，健康に関する生活習慣について両親と子ども（年齢段階を考慮して）がどのように表現するかということをとらえることから，子どもと家族全体を精査する．すでに妊産婦ネウボラで実施した子どもと家族全体の評価を活用し，家族，および家族全体という観点から変化を話し合う．

総合健康診査では，子どもネウボラでの定期健康診査と同様に，子どもの年齢に応じた身体的，精神的，社会的な成長と発達の観察，心理社会的および神経学的な発達の経過観察が含まれる．さらに，子どもの言語発達と知覚発達の観察も含まれる．予防接種プログラムに対応した予防接種も，総合健康診査に併せて実施される．

（2）-1　4か月児の総合健康診査

生後4か月児の総合健康診査では，子どもの食事，睡眠，運動，乳児との触れ合いなど，乳児の1日のリズムに関連する事柄を話し合う．栄養摂取に関連する事柄や授乳の継続を奨励することも重要である．この時期の発達段階では，事故のリスクについて話し合うことも必要である．担当医の診察では，子どもの神経学的発達の評価，異常の診断も行う．必要な場合は，検査の追加とリハビリテーションへつなげる．

4か月児の総合健康診査では，子どもと両親の関係性の気づき，母親と父親の気分，生活のやりくり，夫婦関係，健康に関する生活習慣について確認する．母親だけではなく，父親も育児に参加し，子どもとかかわりをもつように奨励し，子ども主体の養育が行われるように促す．育児するなかでうまくいっている事柄と心配事の両方を，総合健康診査が進むなかで話題として取り上げる．

> 生後4か月児のテーマは，乳児の1日のリズムと発達，親子関係，両親の生活のやりくり，気分，健康に関連する生活習慣である．

Ⅲ フィンランドの妊産婦ネウボラ・子どもネウボラの活動

表Ⅲ-20 総合健康診査の面談において取り上げる内容

項目	内容
① 妊婦と胎児の健康状態	・妊婦の身体的，精神的，社会的な状態を観察する ・妊婦の体調，気分，および仕事と家でのやりくりを確認する ・初産家庭には，両親学級の情報やそのほかのサービスに関する情報を提供する
② 両親の健康と養育環境	・両親との話し合いでは，特に父親（または配偶者）の健康状態と体調，病気と治療，および家庭生活への影響，特に子どもの養育環境と家族の状況を聞く ・夫婦関係，性生活に関する事柄，親となることへの期待を話題にする ・子どもと両親の愛着形成のために，これから生まれてくる子どもについての両親のイメージを話題にする ・両親が養育環境を調整できるかどうか，たとえば仕事の分担や支援者の状況について話し合う
③ 両親の健康に関連する生活習慣	・妊娠中期は，喫煙，飲酒やそのほかの薬物使用の状況，栄養，運動，休息に関する事柄など，母親と家族全体の生活習慣を網羅的に話し合う ・話し合いのなかで，妊娠初期に行った質問，それらに関連する処置を確認する ・好ましくない生活習慣が妊娠と胎児の健康，分娩，および生まれてくる子どもの養育にもたらすリスクに注意を払いながら話し合う ・健康にまつわる良好な習慣について話し合い，必要な治療を判断し，適切なサービスにつなぐ ・必要な場合，両親には生活習慣を改善するように支援する
④ 夫婦関係と家庭の雰囲気	・両親と家族全体の生活状況と養育環境，および，それを支える要素と阻害する要素に留意する ・面談では，子どもの誕生をイメージし，家庭生活の変化に伴う期待と不安，家族の社会的な関係と利用可能な社会資源について話し合う ・子どもの誕生がどのように夫婦関係に影響するか，さらに，夫婦関係が子どもの健康にどう影響するかについて重点的に話し合う ・特に，ひとり親家庭に対する支援には留意する
⑤ 家族構成	・両親に対して，子どもの誕生後の家族を想像し，その価値，期待，希望，そして日々の生活をイメージするように話し合う
⑥ 親子関係と養育歴	・両親に対して，彼ら自身の子ども時代の養育歴と親子関係について話し合う ・どんな親になりたいか，両親同士の関係はどのようなものか，子どもとの関係はどうかについて，両親に考えるように促す ・第二子以降を出産する家族については，上の子の養育状況はどうかについて両親と話し合う ・親であることの役割，ぬくもりと愛情の意味，しつけ，家族関係についても話し合う
⑦ 家族と誕生する子どもの生活状況と経済状況	・所得と両親の雇用状況が子どもと家族全体の健康と養育環境にどう影響するかについて（ストレスなど），家族と話し合う ・必要なサービスにつなげるためにも，家族の経済状況と経済的困窮に留意する．たとえば，健康に関する助言（栄養，趣味の運動）をする際に，経済状況に留意しなければならない ・妊娠期から，家と居住環境の安全性について話し合いを開始すべきである
⑧ 家族と生まれてくる子どもの支援	・子どもの誕生後に必要な支援者やネットワークの重要性について話し合う ・子どもが幼い時期，ひとり親家族，人生のさまざまな危機的状況において，支援者やネットワークは重要であることを話し合う ・同じ地域の子どものいる家族と知り合う機会やその他のサービスを紹介する
⑨ きょうだい関係	・きょうだいが新たな家族にどのように接するかを話し合う ・両親がきょうだいの個性を尊重しているということ，子ども全員に公正に対応すること，どの子どもにも平等に時間を使うことについても話し合う

(2)-2 18か月児の総合健康診査

　12か月の健康診査から18か月の総合健康診査までに子どもは急速に発達している．この時期は，子育てが新たな局面に入り，多くの家族の生活に変化がおこりうる．また，両親の健康状態，

表Ⅲ-21　生まれてから1年間の子どもネウボラの定期健康診査と総合健康診査

健康診査	年齢								
	1-4週	4-6週	2か月	3か月	4か月	5か月	6か月	8か月	12か月
総合健康診査					○				
担当保健師	○	○	○	○	○	○	○	○	○
担当医		○			○			○	
口腔衛生評価									○（あるいは18か月）

表Ⅲ-22　1歳に達した後の子どもネウボラの定期健康診査と総合健康診査

健康診査	年齢					
	18か月	2歳	3歳	4歳	5歳	6歳
総合健康診査	○			○		
担当保健師	○	○	○	○	○	○
担当医	○			○		
口腔衛生の検査	○（あるいは1歳）		○（あるいは4歳）	（○）	○（あるいは6歳）	（○）

生活習慣の変化，夫婦関係に関連する事柄も，子どもが遊びを覚える年齢に達するあたりで話し合う必要がある.

18か月児の総合健康診査では，子どもの年齢に応じた身体的，精神的，心理社会的な健康と発達状況を確認する. この年齢の発達段階では，自分の意志が芽生えはじめ，新しい物事を学ぶことや身の回りの環境への好奇心が旺盛になる. この時期には，歩くことができ，単語と物の関連性を学び，意味のある言葉を話すことができるようになる. 子どもは，ひとりで食べること，自分で着替えをすること，あるいは新しいことを自分でしたがる. 子どもの思いどおりにならない場合には，泣きわめいたりすることもあるが，このようなことは子どもの通常の発達段階であることを両親が理解することが大切である. 子どもは自分がそのままで愛され，尊重されていると感じる必要がある.

このように，子どもの好ましい成長・発達のために，子どもを尊重しつつ，上手に子育てできるように両親を支援する. 両親と合意した養育方針は，子どもを支え，同時に両親の生活の助けにもなる. フィンランドでは，法令により体罰は禁止されている. トイレットトレーニングなどの清潔に関するしつけ，栄養摂取，食事，睡眠もまた，総合健康診査で取り上げるべき話し合いのテーマである. 食品に対するアレルギーがある場合には，特定の食品摂取を控えなければならない. 子どもの言語発達のために，子どもとの遊びや話かけを多くするように両親に促す必要もある. 家庭や周辺環境の安全性について，両親と話し合う.

さらに，この時期に生じうる典型的な家族全体としての課題は，この年齢の発達段階によくおこる子育てにかかわる変化と，仕事と家庭生活の両立についてのさまざまな困難である．子どものなかには，保育所に通い始めている子もいる．仕事と家庭の両立という観点から，両親がどのように子育てと家事を分担するかなどが話題となる．新たな状況において夫婦関係を育み，親であることの役割を果たすためには，話し合いと合意が必要である．また，身近な援助者の有無や支援を得られる可能性についても，両親と話し合う．

> 18か月児の総合健康診査では，子どもの自分の意志のめばえと発達，新たなことを学ぶこと，両親の健康に関連する生活習慣，および子育ての体制について話し合い，必要な支援をする．

（2）-3　4歳児の総合健康診査

　4歳児の総合健康診査では，親子関係を観察し，子どもを尊重するような養育が行われるように両親を支援する．家族がともに過ごす時間をもつことは，子どもと家族にとって大切である．

　親の役割を果たすことはもちろん大切であるが，夫婦関係を良好に保つことも重要である．暴力は，良好な夫婦関係に亀裂をもたらすことを話し合う．飲酒，栄養摂取状況，運動習慣など，両親の健康にかかわる生活習慣について，両親が子どもに対してどのようなお手本を示したいかという視点で話し合う．

　子どもの認知力や学習の遅れは，4歳の時点で把握できる．長期的な問題を予測し，学習困難を抱える子どもをスクリーニングし，必要であれば追加検査や支援へとつなぐ．また，子どもの創造性を育むために，長時間に及ぶテレビの視聴やゲーム機の使用については，両親に制限するよう配慮を求める．子どもの生活範囲が拡大するにつれて，周囲の環境の安全性にも注意する．

　子どもの社会性，友達関係，怒りの感情表現について，両親と子どもの保育所の職員が最もよく理解している．保育所での子どもの状況についての保育所職員の評価は，子どもの総合的な成長と発達を評価するうえで重要であり，支援の必要性を早期に確認するために不可欠となる．特に，遊びの場面における子どもの長所と発達に関する両親と保育所の気づきは貴重である．総合健康診査では，保育所に対して，必要とされる支援をフィードバックする．このフィードバックは，両親の書面による許可を得て，保育所に連絡される．

　さらに，総合健康診査では，定期的な歯磨き，健康的な食生活，口腔ケアにおける両親自身が行っている口腔ケアなど口と歯の健康に関することも話し合われる．

> 4歳児の総合健康診査では，親子関係，子どもの社会的発達，学習困難，子どもの長所，および両親の健康にかかわる生活習慣を取り上げる．

❹ 総合健康診査における面談時の評価と支援

1）面談時の家族全体の評価の視点

　総合健康診査の最後に，家族の健康と養育状況，健康に関する生活習慣について，家族と一緒に

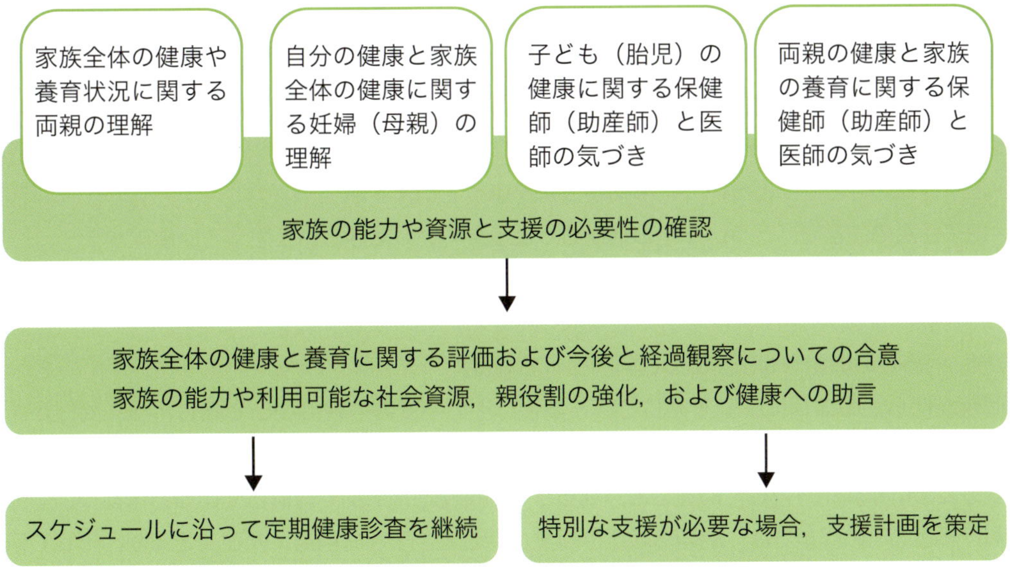

```
┌─────────────┐ ┌─────────────┐ ┌─────────────┐ ┌─────────────┐
│家族全体の健康や│ │自分の健康と家族│ │子ども（胎児）の│ │両親の健康と家族│
│養育状況に関する│ │全体の健康に関す│ │健康に関する保健│ │の養育に関する保│
│両親の理解    │ │る妊婦（母親）の│ │師（助産師）と医│ │健師（助産師）と│
│             │ │理解         │ │師の気づき    │ │医師の気づき   │
└─────────────┘ └─────────────┘ └─────────────┘ └─────────────┘
```

家族の能力や資源と支援の必要性の確認

家族全体の健康と養育に関する評価および今後と経過観察についての合意
家族の能力や利用可能な社会資源，親役割の強化，および健康への助言

スケジュールに沿って定期健康診査を継続　　特別な支援が必要な場合，支援計画を策定

図Ⅲ-7　ネウボラでの総合健康診査における家族の全体像の評価

家族の全体像の評価を行う（**図Ⅲ-7**）.

　家族の全体像を評価するために，面談で明らかになった強みと支援の必要性を検証し，家族がもつ能力と利用可能な社会資源，支援者の状況について考える．ネウボラの担当保健師や担当医だけではなく，家族支援員，リハビリテーション，保健センターの職員との連携の必要性，あるいは，医療，特別なサービス，その他の支援が必要かどうかを判断する．継続支援計画は，常に家族と共に作成する．家族は，主体的に支援の必要性の判断と適切な支援形態を選択できる．どの家族にも，家族の強みと家族がもつ能力や利用可能な社会資源について，担当保健師（助産師）からフィードバックされる[76]．総合健康診査では，妊婦とその家族，あるいは子どもと家族が，何を合意し，今後どのようにしていくのかについて明確にしておくことが重要である．

2）総合健康診査における家族全体の評価は異なる関係者の視点から

（1）両親が行う評価

　総合健康診査では，両親は子どもの健康を評価し，自身と家族全体の健康状態や養育状況について意見を述べる．**資料Ⅲ-2**に記入することにより，両親の意見を事前に確認できる．この回答をもとに，総合健康診査の問診で状況をより詳しく把握していく．子どもに何らかの症状がある場合，そのことに対する不安について専門家に話すことを両親は躊躇することがある．そのため，子どもについて何か不安や心配事はないかと，両親に直接尋ねる必要がある．子どもの心理社会的な成長と発達についても，両親に確認する．

評価の出発点は，家族の健康についての両親と子どもの意見である．

III フィンランドの妊産婦ネウボラ・子どもネウボラの活動

> **両親への質問のしかた**
> 　子どもの健康状態，能力，おこりうる発達上あるいは行動上の問題についての両親の理解は，次のように質問することで確認できる
> ・お子さんのことで，どういった事柄がうまくいっていますか？
> ・お子さんのことで，どういった事柄がもっとうまくいってほしいと思っていますか？
> ・現時点で，何か不安に思っていることはありますか？

【家族に何らかの課題や問題があると判断される場合】

　両親が何らかの事柄に不安を感じている場合，その不安の内容について話し合う．問題があれば，その問題を特定し，その背景について，両親と子どもの意見を聞く．それと同時に，問題を解決するために家族が努力していること，ならびに日常生活において対処している方策について確認する．子どもとの面談では，問題の状況や行動に関して，子ども自身に何ができるか，そして何が難しいのかを確認する．

　また，両親が感情的な言葉を用いるか，そして子どもの表情やその他の感情を描写するような言動を注意深く観察する．子どもの行動は，親にとって理解しがたいのか，あるいは妥当と感じるのか，さらに問題についてより詳細な検査が行われたかどうかも確認する．検査を開始する必要がある，あるいは追加検査が必要と認められた場合にも，両親と子どもがそれを必要とみなすかどうかを確かめる．

　総合健康診査では，両親が子どもの健康や発育・発達状況を評価するのに加えて，常に両親自身の健康状態についても評価する．妊産婦ネウボラでは，妊婦の状態と健康に関する生活習慣に焦点を当てて評価する．両親に対しては仕事の状況，健康にかかわる生活習慣，既往歴やその他不安に感じることについて話し合うとともに，両親にとって支えとなる物事についても話し合う．総合健康診査における話題は，家族全体の状況と家族相互の関係にまで及ぶ．妊産婦ネウボラでは，両親に親としての役割，子どもの誕生により生じる夫婦関係の変化や家族にもたらす変化について具体的にイメージするように指導する．

　家族の事柄についての話し合いは，「今，ご家族の状況はいかがですか？」と気軽に質問することからはじまる．「最近，何か嬉しいことや心配なことがありますか？」などと聞くことで，気がかりなことを言える機会を自然な形で家族に提供できる．

> **両親への質問のしかた**
> 　健康に関する生活習慣や家族の関係について話すとき，両親に次のような事柄を質問する
> ・ご家族のどのような事柄に満足していますか？
> ・どのような事柄に対して変化が必要だと思いますか？
> ・変化の必要性を感じる要因は何ですか？

（2）担当保健師と担当医が行う評価

　総合健康診査において，担当保健師と担当医は，子どもの年齢と個別のニーズに応じて，子ども

表Ⅲ-23 総合健康診査における子どもに関する検査項目

- 身体的および神経学的な健康と発達の検査
- 身体機能の評価
- 家庭とその他の発育環境（保育所など）における心理社会的発達状況，安全，人間関係
- 精神保健に関する精査
- 健康に関する生活習慣
- 学習能力と学習困難の評価

の健康状態，ならびに成長・発達を，面談，計測，臨床検査，さらに必要であれば他の方法を用いて検査する．総合健康診査では，**表Ⅲ-23**に示すような子どもに関する検査が含まれる．なお，子どもの心理社会的な成長・発達の評価は，ネウボラと保育所（学校保健）の連携により実施されている．

家族の健康状況を確認する際には，家族の状況，家族構成，ならびに両親の健康にかかわる生活習慣に留意する．親であること，夫婦関係，家族の生活状態，支援を受けることに関する事柄を確認していく．さらに，親子関係，きょうだいの状態，お互いの関係性，および子どもの生活環境を精査する．

まとめ

▶ 総合健康診査では，生まれてくる子ども，両親，家族全体の健康状態と養育状況，およびそれらに影響する要因を広範囲にわたり多角的に精査する．総合健康診査の最後には，家族の健康，養育，健康に関する生活習慣について総括を行う．

▶ 総合健康診査は担当保健師（助産師）が担当医と協力して実施する．保健師（助産師）と医師の合同外来，あるいは個別の外来で行われる．

▶ 担当保健師（助産師）が行う総合健康診査はおよそ1時間30分をとり，担当医の健診には30分をとる．家族に特別な支援が必要な場合，さらに長い時間を充てる．

▶ 特別な支援が必要な場合，両親と家族全体のための支援計画を策定する．

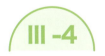

Ⅲ-4 家庭訪問

1 家庭訪問の目的

家庭訪問の目的は，子どもや家族の健康状態，養育状況，子どもの成長・発達を促すための安全な家庭環境を確認するとともに，家族に対して必要な支援を明らかにし，かつ適切な援助を実施することである．家庭訪問時に，ネウボラの担当保健師（助産師）は妊娠中の女性と胎児の健康状態，あるいは産婦と赤ちゃんの健康状態を評価し，特に子育ての状況，親であること，安全な家庭

Ⅲ　フィンランドの妊産婦ネウボラ・子どもネウボラの活動

環境について，家族のニーズをとらえながら，健康相談を行う．必要に応じて，家族内のほかのメンバーの健康状態の評価もする．同時に，担当保健師（助産師）は家族の家庭環境に触れ，両親の健康に関する価値観，生活スタイル，および生活習慣について理解を深める．

2 家庭訪問の対象者と時期

フィンランドの法律に基づき[86]，ネウボラの担当保健師（助産師）は，妊娠中および出産後に家庭訪問を行う．初産婦には多様な心理社会的ニーズがあるため，妊娠中と出産後のどちらの時期にも家庭訪問を行い，第二子以降は出産後に家庭訪問を行う．ただし，両親のうちの片方がはじめて親となる家族には，初産家族と同等に家庭訪問を行う[87]．家庭訪問を行うことで，担当保健師（助産師）は家庭の状況を把握しつつ，家族との話し合いにより，その家族に必要な支援を適切に判断できる．たとえば，継続して家庭訪問を行ったり，担当保健師（助産師）とソーシャルワーカーが協働で家庭訪問を実施したりすることもある[87]．

3 家庭訪問の効果

フィンランドでは，ほとんどの家族が，ネウボラの保健師による家庭訪問を肯定的にとらえ，家庭訪問に来てもらうことを望んでいる[88]．1975～1976年生まれの子どもをもつ家族に対して実施された家庭訪問の効果を検証した縦断研究では，子どもの幼少期に行われた家庭訪問時の健康相談が，15～20年後の青年期に発生しやすい問題を予防する効果があったことを報告している[89,90]．家庭訪問に関する別の研究では，家庭訪問が母子関係を良好にし，さらに子どもの事故を予防することができたと指摘している[91-93]．家庭訪問を行うことで，産後うつの予防とケア，対処が難しい子どもの行動（たとえば夜泣きなどの問題）の改善，授乳，早産で生まれた子どもの認知発達の促進に影響を与えたことが報告されている．

このように家庭訪問を行うことで，出産後の両親が親としての自信を高めるための具体的な支援が可能となる[94]．家庭訪問は，子どもの健康や発達はもちろんのこと，若年の両親が親となること，さらには母子関係（親子関係）を良好に保つことに効果がある[95]．家庭訪問が妊娠期から開始され，一年間定期的に実施されると，さらに効果が高まる．これには，ケア提供者，すなわち保健師（助産師）への質の高い継続教育が必要であり，家族との信頼関係を築くことも重要である[95,96]．

4 家庭訪問時の留意点

家庭訪問を行う際は，家族と家族の生活環境に共感しつつ，尊重しながら対応する．また，家族との信頼関係を構築するよう心がけ，保健師には守秘義務があり，知りえた秘密は口外しないことを伝える．家庭訪問により，担当保健師（助産師）は家庭環境を把握でき，家族への理解を深める

表Ⅲ-24　妊娠期の家庭訪問で留意・確認すべき事項

項　目	留意・確認すべき事項
妊娠中の女性の健康状態の把握	・情報交換 ・妊婦の健康状態と活力 ・気分と心配事 ・仕事（仕事の強度，特殊なリスク，労働時間） ・趣味 ・健康に関する生活習慣 ・赤ちゃんについて，母性ついて，親となることについて，生活の変化についてのイメージ
夫（パートナー）の健康と福祉	・情報交換 ・夫（パートナー）の健康状態 ・気分と心配事 ・仕事（労働時間，出張の可能性） ・趣味 ・健康に関する生活習慣 ・赤ちゃんについて，父性ついて，親となることについて，生活の変化についてのイメージ
近づいてくる出産と乳児のケア	・出産とそれに備えること ・乳児の基本ニーズとケア ・乳児と親の良好な関係の早期確立 ・授乳の方法，授乳に対する母親の希望 ・家庭環境の安全性
社会的ネットワーク	・家族以外の支援者の状況
社会資源の活用	・家事サービス ・ファミリーソーシャルワーカー

ことができる．家庭訪問の日程は，可能なかぎり両親と一緒に決め，両親に家庭訪問の目的を説明する．家庭訪問は，夫（パートナー）もその場に同席できる時間帯を設定するように心がける．家庭訪問では，「初めて子どもを授かる親の気力と体力診断（**資料Ⅲ-1**）」を話し合いのきっかけとして，あるいはニーズの確認のために利用する．健康相談は，家族のニーズに基づいて行う．

　妊娠中に行う家庭訪問の留意事項は**表Ⅲ-24**のとおりである．出産後の家庭訪問の留意事項は**表Ⅲ-25**のとおりであり，家庭訪問には**図Ⅲ-8**のような訪問カバンと体重計が使用されている．新生児の黄疸や授乳に関する問題などを確認するために，出産後の家庭訪問は退院後1週間以内に行う．

　なお，アルコールの問題や虐待のリスクを抱える家族など特別な支援を必要とする家族に対する家庭訪問では，両親のストレスを軽減するように努め，夫婦関係の調整，さらには関係機関との連携を強める[97-102]．

まとめ

▶　フィンランドでは，すべての初産家庭に対して，妊娠中および出産直後に家庭訪問を行うことが推奨されている．

▶　妊娠中の家庭訪問は，両方の親にとって子どもの誕生が現実化しはじめる妊娠中期に行われる．

▶　出産後の家庭訪問はすべての家庭に対して実施する．

▶　家庭訪問はネウボラの担当保健師（助産師）が行い，必要に応じてソーシャルワーカーやそ

Ⅲ フィンランドの妊産婦ネウボラ・子どもネウボラの活動

のほかの専門職と協働する．

▶ 必要に応じて，特別な支援を必要とする家族に対して追加の家庭訪問を実施する．家庭訪問の回数，時期，関係職種との連携についてはそれぞれの家族の必要性に基づく．

▶ 家庭訪問は，両親と共に計画する．

表Ⅲ-25 出産後の家庭訪問で留意・確認すべき事項

項　目	留意・確認すべき事項
分娩の進行と出産経験	・分娩の進行，母親・父親・支えとなる人の経験 ・気分を抑圧するような事柄，分娩した病院に連絡する必要性
出産した母親の状態と回復	・一般的な状態，活力，気分 ・子宮収縮の状況，痛み，出産後の出血 ・膣：会陰切開術と裂傷の改善 ・排泄：排尿と排便に関連する困難 ・帝王切開の傷，抜糸 ・乳房，授乳 ・追加検査，次の妊娠のために気をつけるべき事柄 ・避妊 ・新生児との良好な関係の早期確立 ・健康に関連する生活習慣 ・親であることと夫婦関係
新生児	・一般的な状態：活力，元気，触った時の反応 ・体重，頭囲：出生時の測定値からの変化 ・哺乳，排尿，排便 ・泉門，肌，へそ，目，口 ・睡眠リズム ・子どものケア：沐浴，安全な抱っこなど
父親/パートナーの健康状態	・気分，健康状態 ・健康に関連する生活習慣 ・乳児（新生児）のケアへの参加 ・父親休暇取得の計画 ・新生児との関係性 ・親であることと夫婦関係
社会ネットワーク	・家族以外の支援者の状況
社会資源の活用	・家事サービス ・ファミリーソーシャルワーカー

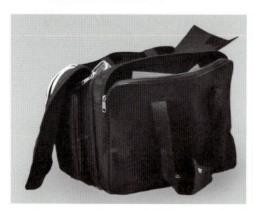 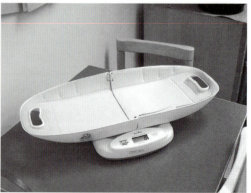

図Ⅲ-8 フィンランドで使用されている家庭訪問時に使用する訪問鞄（左）と体重計

84

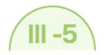

産後うつ

1 産後に現れるうつの症状

　出産は，身体的にも精神的にも強い影響をもたらす出来事であり，感情の起伏も激しくなる．産後に生じる涙もろさや抑うつなどの目まぐるしい気分の変調（baby blues）は，出産した女性の50〜80％にみられる．こうした感情は，産後すぐに現れ，通常症状は軽く，自然と消失するものである．しかし，一部は，産後うつへと移行することがある．これまでの研究では，出産した女性の10〜20％がうつになると推定されている[103-106]．うつ病の症状としては，気分が沈み，涙もろさやイライラ，食欲の変化，睡眠障害，無気力や無力感，自責の念にかられること，倦怠感や活力の低下，絶望感や自己破壊的な考えが起こることなどが挙げられる[103,104]．こうした症状は，家庭生活に影響し，母親のうつが父親，さらに生まれた子どもの健康にも作用する[107,108]．産後うつは，文化的な影響もあるといわれている[109]．

　うつ症状は，妊娠期にも現れる可能性がある．そして，出産に関連するうつ症状は父親にも現れることもある．Paulsonらのメタ分析では，出産後に父親がうつになる確率は10％であると報告している[110]．子どもの誕生後3〜6か月に，父親のうつ症状の出現率が最も高くなっており，それは母親のうつ症状の発生とも相関している．

　産後うつの程度は，軽い症状から精神病的なうつ状態まである．産後うつの出現率は，出産後3か月以内が最も高く，4〜7か月のあいだに少しずつ低下していく[111]．通常，産後うつからの回復には数か月がかかるが，完全に回復する確率は高い．しかし，産後うつは長期にわたるうつ病や不安症へとつながる可能性があり，そのような段階が産後しばらくして現れることもある．次の出産後に，産後うつが再発するリスクは，50〜60％にも上るといわれている[104]．

　産褥期精神病は，深刻な精神保健上の問題であり，1,000人に1〜2人の母親が罹患する．通常，この疾患は出産から2週間以内に発症し，その典型的な症状は現実認識力の喪失と幻覚である[103,104]．この疾患の予後は良好だが，治療しなければならない．

2 産後うつの原因

　産後うつの原因ははっきりとはわかっていないが，望まない妊娠[103]，若年妊産婦[104]，妊娠に関連する合併症[112]，妊娠期のうつ症状[113]，母親のうつになりやすい傾向[103,113]，暴力など夫婦（カップル）関係の問題[114]，および社会的な要因[103]がうつ発症の可能性を高める．社会的な要因は，産婦の孤立や社会的ネットワークの少なさ，家族の経済的問題，複雑な家族の問題，配偶者やそのほかの親族から得られる支援の不足にも関連している．

移民経歴をもつ母親は，妊娠期および産後うつに罹患するリスクがより高い[115]．これはおそらく，背景にあるトラウマ的な経験や，周囲の支援が不足していることに起因すると考えられている．さらに，産後にホルモンの状態が変化することや[104]，甲状腺の機能障害がうつを生じやすくする．父親に関して言えば，親となることから生じるプレッシャーやストレス，家族が増えることによる経済状況の変化，夫婦（カップル）関係や生活スタイルの変化がうつの原因となりうる[110]．

3 妊娠期うつと産後うつの影響

うつ病に代表されるような両親の精神医学的な疾患は，子どもの愛着形成に障害をもたらす恐れがあり，これは後になって子どもの精神的な問題のリスクを上げる可能性もある．また，子どもの成長や健康状態にも影響する[116,117]．両親の精神医学的な疾病は，遺伝的な要因もあるが，環境要因，すなわち親の特徴，夫婦間の衝突，経済的な要因も原因となりうる[118]．

4 産後うつの早期発見

産後うつの確認は容易ではなく，早期に発見され，治療されているのは20～40％の症例にすぎない[103]．医療スタッフの日々の多忙さと微妙な問題を取り上げることの難しさが，産後うつの早期発見を困難にしているかもしれない．一方，母親は，親として不適格だと烙印を押されることを恐れたり，精神的な問題があることを恥じていたりするかもしれず，そのために自分が抱える精神的な困難さを話さないかもしれない．また，母親は，ストレスやうつ症状を感じることは，育児をするうえでしかたのないことであると感じているかもしれない[119]．

産後うつの検査には，一般的にEPDSが用いられる（**資料Ⅲ-6**）[120]．EPDSは，外来診療や家庭訪問において，母親の精神状態を容易に確認できる．しかし，産後うつの診断には健康診査や家庭訪問で得られた情報とEPDSの結果を合わせて全体的に評価する．EPDSだけの結果から産後うつと診断することは過剰な保健サービスの提供につながる可能性がある[121]．

EPDSの10の質問項目に基づいた合計点数がうつ症状の深刻度を表す．合計点数が9点以上である場合は，より精密な検査が必要である．母親に自己破壊的な考えがみられる場合（EPDSのNo10に該当）は，合計点数が9点未満でもただちに支援を行う．

産後うつの検査にEPDSを用いるには，あらかじめ支援計画が必要である．支援計画なしに産後うつの検査を行うことは，倫理上の問題が生じる．

5 産後うつの予防と治療

産後うつを早期に発見し，治療するためには，保健師をはじめとした保健サービスに携わる職員

のコミュニケーション能力や精神保健に関する技術，そして職域を超えた協力関係が必要となる．健康的な生活習慣に関する指導や，うつに関する情報提供は，産後うつを予防するために大切な活動である[122]．出産準備と併せて両親に行われる教育[123]，ピアサポート[124]，家庭訪問[108]および心理療法[125]からも，うつ予防に有効な結果が得られている．うつ病は，さまざまな心理社会的な介入によって予防できる．

　産後うつの治療には，うつそのものの治療に加えて，家族全体の健康と子どもの成長を包括的に支援する．産後うつの大半は軽い症状であり，ネウボラの担当保健師（助産師）の心理社会的支援とうつに関連する情報提供によってケアできる[124]．うつの症状が重度な場合には，個別のセラピーや投薬による治療を検討する．また支援形態として，ケア担当者が提供する個別支援，ピアサポートも利用できる．さらに，場合によっては，精神科受診の必要性も検討する．両方の親にうつ症状，あるいはそのほかの精神保健上の問題や薬物・アルコール使用に関連する問題がみられる場合には，家族のニーズに応じて家事サービスを導入する．うつに陥った親と子どもの関係性構築のために，家族ネウボラ（98頁）や精神科のある総合病院にて，状況に応じて地域に根差した支援を早期に提供する．また，家族のほかの子どもの状態を確認し，彼らのニーズを十分に考慮して支援する．支援の必要性を検討する際には，家族の経済状況と支援者が身近にいるか否かも確認する．

まとめ

▶ 健康診査や家庭訪問の際にはいつも，妊婦とその配偶者，あるいは産婦とその配偶者と一緒に感情や気分に関する事柄を話し合い，うつ症状の可能性に注意する．家族の病歴についても確認する．

▶ EPDSは，産後うつの検査と，精神保健に関連する話題提供の補助として用いる．

▶ うつ症状が軽度である場合，ネウボラの支援ではうつ症状の改善に重点を置く．心理社会的な支援を行い，必要であれば家事サービスを導入する．

▶ うつ症状が中程度の場合には，ケア担当者や心理療法士など保健センターの専門スタッフと協働する．重度のうつ病は，医療機関で治療を行う．

▶ 妊産婦に自己破壊的な考えがみられる場合（EPDSのNo10に該当），合計点数が9点に満たなくても，ただちに支援を行う．

▶ ほかに子どもがいる場合には，その子どもの様子を観察する．子どもの様子に問題を感じたら，必要に応じて，家事サービスなどの家族支援につなげる．

▶ 産後うつに関する一連のケアとサービスを地域の関係機関と家族に周知する．

Ⅲ　フィンランドの妊産婦ネウボラ・子どもネウボラの活動

引用文献

1) Sauni, R. et al.：Health examinations. Screenings in Finland 2014：The present state of health care screenings and future prospects（ed.by Sauni, R.）. Publications of the Ministry of Social Affairs and Health, 2014. pp45-56.
2) Hakulinen, T. et al.：Maternity and child health clinic services and school health care. National follow-up 2016 – 2017. National Institute for Health and Welfare, Report, Manuscript. 2018.
3) uominen, M. et al.：Does the organizational model of the maternity health clinic have an influence on women's and their partners'experiences? A service evaluation survey in Southwest Finland. BMC Pregnancy and Childbirth, 12:96, 2012. https://doi.org/10.1186/1471-2393-12-96 [Referred 28.4.2018]
4) Tuominen, M. et al.：Relational continuity of care in integrated maternity and child health clinics improve parents'service experiences. International Journal of Integrated Care, 14：e029,2014. http://doi.org/10.5334/ijic.1451 [Referred 28.4.2018]
5) T Tuominen, M. et al.：The effect of relational continuity of care in maternity and child health clinics on parenting self-efficacy of mothers and fathers with loneliness and depressive symptoms. Scandinavian Journal of Psychology, 57(3)：193-200, 2016. https://doi.org/10.1111/sjop.12284 [Referred 28.4.2018]
6) Thompson, A. et al.：Authoritarian parenting attitudes as a risk for conduct problems. Results from a British national cohort study. European Child and Adolescent Psychiatry, 12：84-91, 2003.
7) Steward-Brown, S.L., Schrader-McMillan, A.：Parenting for mental health：What does the evidence say we need to do? Report of Workplace 2 of the Data-Prev project. Health Promotion International, 26（Supl.1）:i10-28, 2011. doi:10.1093/heapro/dar056.
8) Coffelt, N.L. et al.：A longitudinal examination of the link between parent alcohol problems and youth drinking：The moderating roles of parent and child gender. Addictive Behaviors, 31：593-605, 2006.
9) Sarkkola, T. et al.：Risk factor for out-of-home custody child care among families with alcohol and substance abuse problems. Acta Paediatrica, 96：1571-1576, 2007.
10) Pelkonen, M., Hakulinen, T.：Voimavaroja vahvistava malli perhehoitotyöhön. Hoitotiede, 14(5)：202-212, 2002.
11) Kaljunen, L. et al.：Voimavaralomakkeen kehittäminen ensimmäistä lastaan odottavan perheen voimavaraisuuden tunnistamiseksi. Hoitotiede, 3(18)：131-140, 2006.
12) Berlin, L.J. et al.：The influence of early attachments on other relationships. Handbook of attachment：Theory, research and clinical applications(ed. by Teoksessa Cassidy, J., Shaver P.R.). Guilford Press, 2008, pp333-347.
13) Thompson, R.A.：Early attachment and later developments. Handbook of attachment：Theory, research and clinical applications(ed. by Teoksessa Cassidy, J., Shaver P.R.). Guilford Press, 2008, pp348-365.
14) Fonagy, P. et al.：Affect regulation, mentalization and the development of the self. Other Press, 2002.
15) Mäntymää, M. et al.：Tunteet, varhainen vuorovaikutus ja aivojen toiminnallinen kehitys. Duodecim, 119：459-466, 2003.
16) Pajulo, M.：Vauvan tunnetila ja sen säätely. Äidin reflektiivinen kyky ja sen merkitys turvallisessa kiintymyssuhteessa. Duodecim, 120：2543-2548, 2004.
17) Slade, A. et al.：2005. Minding the baby: A reflective parenting programme. Psychoanalytic Study of the Child, 60, 74-100.
18) Fonagy, P.：The mentalization-focused approach to social development. Mentalization：Theoretical considerations, research findings and clinical implications(ed. by Busch, F.N.). The Analytic Press, 2008.
19) Larmo, A.：Mentalisaatio – kyky pitää mieli mielessä. Duodecim, 126(6)：616-622, 2010.
20) Nyström, K., Öhrling, K.：Parenthood experiences during the child's first year：Literature review. Journal of Advanced Nursing, 46(3)：319-330, 2004.
21) Lobel, M. et al.：Pregnancy-specific stress, prenatal health behaviors, and birth outcomes. Health Psychology, 27(5)：604-615, 2008.
22) Martini, J. et al.：Anxiety disorders before birth and self-perceived distress during pregnancy: Associations with maternal depression and obstetric, neonatal and early childhood outcomes. Early Human Development, 86：305-310, 2010.
23) Talge, N.M. et al.：Fetal and neonatal experience on child and adolescent mental health. Journal of Child Psychology and Psychiatry, 48：245-261, 2007.
24) Dunkel, S.C., Tanner, L.：Anxiety, depression and stress in pregnancy：implications for mothers, children, research, and practice. Current Opinion in Psychiatry, 25(2)：141-148, 2012.
25) Widarsson, M. et al.：Parental stress in early parenthood among mothers and fathers in Sweden. Scandinavian Journal of Caring Sciences, 27(4)：839-847, 2013. doi:10.1111/j.1471-6712.2012.01288.x.
26) Moller, K. et al.：Couple relationship and transition to parenthood：Does workload at home matter?

Journal of Reproductive and Infant Psychology, 26(1) : 57-68, 2008.

27) Leinonen, J. et al. : Social support and the quality of parenting under economic pressure and work load in Finland : The role of family structure and parental gender. Journal of Family Psychology, 17 : 409-418, 2003.

28) Solantaus, T. et al. : Children's mental health in times of economic recession: Replication and extension of the family economic stress model in Finland. Developmental Psychology, 40 : 412-429, 2004.

29) Berghella, V. et al. : Preconception care. Obstet Gynecol Surv, 65 : 119-131, 2010.

30) Salonen, R. : Milloin gynekologin potilas tarvitsee perinnöllisyyslääkäriä? SLL, 60 : 2197-2201, 2005.

31) WHO Department of Reproductive Health and Research : Medical eligibility criteria for contraceptive use. 4th ed, 2009.

32) Faculty of Sexual & Reproductive Healthcare Clinical Guidance. Postnatal Sexual and Reproductive Health 2009. http://www.fsrh.org/pdfs/CEUGuidancePostnatal09.pdf

33) Sannisto, T. : Seksuaaliterveyspalvelut terveyskeskuksissa. Akateeminen väitöskirja, Tampereen yliopisto, lääketieteen laitos. Acta Electronica Universitatis Tamperensis 1029, 2010. http://urn.fi/urn:isbn:978-951-44-8308-0.

34) Heikkilä, M. et al. : Levonorgestrel in milk and plasma of breastfeeding women with a levonorgestrel-releasing IUD. Contraception, 25 : 41-49, 1982.

35) Heikkilä, M., Luukkainen, T. : Duration of breastfeeding and development of children after insertion of a levonorgestrel-releasing intrauterine contraceptive device. Contraception, 25 : 279-292, 1982.

36) Hatcher, R.A. et al. : The Essentials of Contraceptive Technology. Baltimore, Johns Hopkins Bloomberg School of Public Health, Population Information Program, 2007.

37) WHO/RHR/10.15 : Combined hormonal contraceptive use during the postpartum period, 2010.

38) Hakulinen-Viitanen, T. et al. : Äitiys- ja lastenneuvolatyö Suomessa. Sosiaali- ja terveysministeriön selvityksiä, 2005.

39) Sosiaali- ja terveysministeriö : Isien ja isyyden tukeminen äitiys- ja lastenneuvoloissa. Sosiaali- ja terveysministeriön selvityksiä, 2008.

40) Gagnon, A.J., Sandall, J. : Individual or group antenatal education for childbirth or parenthood, or both. Cochrane Database of Systematic Reviews, 18(3) : CD002869, 2007. DOI:10.1002/14651858.CD002869. pub.2.

41) Schmidt, V. et al. : Preparing expectant couples for new-parent experiences. A comparison of two models of antenatal education. The Journal of Perinatal Education, 11(3) : 20-27, 2002.

42) Svensson, J. et al. : Effective antenatal education: Strategies recommended by expectant and new parents. Journal of Perinatal Education, 17(4) : 33-42, 2008.

43) Kouri, P. et al. : Commitment of project participants to developing health care services based on the internet technology. International Journal of Medical Informatics 74, 1000-1011, 2005.

44) Salonen, A. et al. : Effectiveness of an internet-based intervention enhancing Finnish parents'parenting satisfaction and parenting self-efficacy during the postpartum period. Midwifery, 27 (6) : 832-841, 2011.

45) Bremberg, S. : Nya verktyg förföräldrar -förslag till nya former av föräldrastöd. Statens Folkhälsoinstitut, Rapport nr 49, 2004.

46) WHO : Fatherhood and health outcomes in Europe. WHO Regional Office for Europe, 2007.

47) Hawkins, A.J. et al. : Increasing fathers'involvement in child care with a couple-focused intervention during the transition to parenthood. Family Relations, 57 : 49-59, 2008.

48) Sarkadi, A. : Fathers'involvement and children's developmental outcomes : a systematic review of longitudinal studies. Acta Paediatrica, 97 : 153-158, 2008.

49) WHO : Violence prevention : the evidence.Overview. 2009.

50) Artieta-Pinedo, I. et al. : The benefits of antenatal education for the childbirth process in Spain. Nursing Research, 59(3) : 194-202, 2010.

51) Lipman, E., Boyle, M. : Social support and education groups for single mothers : A Randomized controlled trial of a community-based program. CMAJ, 173 (12) : 1451-1456, 2005.

52) Kiiskinen, U. et al. : Terveyden edistämisen mahdollisuudet. Vaikuttavuus ja kustannusvaikuttavuus. Sosiaali- ja terveysministeriö Julkaisuja, 2008.

53) Nichols, J. et al. : The impact of a self-efficacy intervention on short-term breast-feeding outcomes. Health Education & Behavior, 36(2) : 250-258, 2009.

54) Weiner, E.A. et al. : Antenatal education for expectant mothers results in sustained improvement in knowledge of newborn care. Journal of Perinatology, 31(2), 92-97, 2011.

55) Ministry of Social Affairs and Health : Child health clinics in support of families with children. A guide for staff. Handbooks of the Ministry of Social Affairs and Health, 2004. [In Finnish]

56) Hakulinen-Viitanen, T. et al. : Extensive health examination. Guidebook for maternity and child health clinics and school health services. National Institute for Health and Welfare, Guidebook 22:2012. [In Finnish]

57) Mäki, P. et al. : Health examinations in child health clinics and school health care. National Institute

for Health and Welfare, Guidebook 14/2017. [In Finnish]

58) Government Decree 338/2011 on maternity and child clinic services, school and student health services and preventive oral health services for children and youth. [Referred 28.4.2018] http://www.finlex.fi/fi/laki/kaannokset/2011/en20110338.pdf

59) Valtonen, R. et al.: Co-occurrence of developmental delays in a screening study of 4-year-old Finnish children. Developmental Medicine & Child Neurology, 46, 436-443, 2004.

60) Poutiainen, H. et al.: Associations between family characteristics and public health nurses'concerns at children's health examinations. Scandinavian Journal of Caring Sciences, 28(2): 225-234, 2014.

61) Poutiainen, H. et al.: Public health nurses'concerns in preschool-aged children's health check-ups. Journal of Research in Nursing, 20(7): 536-549, 2015.

62) Poutiainen, H. et al.: Family characteristics and parents'and children's health behaviour as reasons of public health nurses'concerns at children's health examinations. International Journal of Nursing Practice, 22(6): 584-595, 2016. https://onlinelibrary.wiley.com/doi/pdf/10.1111/ijn.12478 [Referred 28.4.2018]

63) Hakulinen, T. et al.: Both families and maternity and child health care personnel get benefit from extensive health examinations-experiences of professionals. Research Sheet 33, November 2017. National Institute for Health and Welfare (THL). [In Finnish]

64) Nilsson, I., Wadeskog, A.: Det är bättre att stämma i bäcken än i ån – Att värdera de ekonomiska effekterna av tidiga och samordnare insatser kring barn och unga. SEE & Idéer för livet, 2008.

65) Jones, D. et al.: Costs to implement an effective transition-to-parenthood program for couples: Analysis of the family foundations program. Evaluation and Program Planning, 44: 59-67, 2010.

66) Kavalainen, M.P. et al.: Clinical efficacy of group-based treatment for childhood obesity compared with routinely given individual counseling. International Journal of Obesity, 31: 1500-1508, 2007.

67) Thomas, R., Zimmer-Gembeck, M.J.: Behavioral outcomes of parent-child interaction therapy and triple P-positive parenting program: A review and meta-analysis. Journal of Abnormal Child Psychology, 35: 475-495, 2007.

68) Edwards, R. et al.: Paenting programme for parents of children at risk of developing conduct disorder: Cost effectiveness analysis. British Medical Journal, 334(7595): 682-685, 2007.

69) O'Neill, D. et al.: A cost-effectiveness analysis of the incredible years parenting programme in reducing childhood health inequalities. European Journal of Health Economics, 14(1): 85-94, 2013.

70) Hakulinen, T. et ai.: Maternal and child health clinic services and school health care – National follow-up 2016. National Institute for Health and Welfare, Report Manuscript, 2018.

71) Cox, P., Doherty, K.: Assessing the impact of a first-time parenting group. Nursing Times, 104: 32-33, 2008.

72) Haaranen, A.: Realistic evaluation on parent groups for families with small children, group effectiveness and outcomes in family health. University of Eastern Finland, Faculty of Health Sciences, Publication of the University of Eastern Finland. Dissertations in Health Sciences 140. 2012.

73) Kalland, M. et al.: Families First: the development of a new mentalization-based group intervention for first-time parents to promote child development and family health. Primary Health Care Research & Development, 17(1): 3-17, 2016.

74) Amin, N.A.L. et al.: Enhancing first-time parents'self-efficacy: A systematic reiew and meta-analysis of universal parent education interventions'efficacy. International Journal of Nursing Studies, 82: 149-162, 2018.

75) Sosiaali- ja terveysministeriö: Neuvolatoiminta, koulu- ja opiskeluterveydenhuolto sekä ehkäisevä suun terveydenhuolto. Asetuksen (380/2009) perustelut ja soveltamisohjeet. Sosiaali- ja terveysministeriön julkaisuja 20, 2009.

76) Hakulinen-Viitanen, T. et al.: Laaja terveystarkastus – Ohjeistus äitiys- ja lastenneuvolatoimintaan sekä kouluterveydenhuoltoon. Terveyden ja hyvinvoinnin laitos, Opas 22, 2012.

77) Kiiskinen, U. Et al.: Terveyden edistämisen mahdollisuudet. Vaikuttavuus ja kustannusvaikuttavuus. Sosiaali- ja terveysministeriö, Julkaisuja 1, 2008.

78) Lundahl, B.W. et al.: A meta-analysis of motivational interviewing: twenty-five years of empirical studies. Research on Social Work Practices, 20(2): 1137-1160, 2010.

79) Vaittinen, P.: Luottamus terveydenhoitajan ja perheen asiakassuhteen moraalisena ulottuvuutena. Publications of the University of Eastern Finland. Dissertations in Health Sciences 79, 2011.

80) Seikkula, J. et al.: Avoimet dialogit ja ennakointidialogit: sosiaaliset verkostostot psykososiaalisessa työssä. Yhteiskuntapolitiikka, 66(2), 97-110, 2001.

81) Holmesland, A. et al.: Open dialogues in social networks: professional identity and transdisciplinary collaboration. International Journal of Integrated Care, 10 (16): 1-14, 2010.

82) Lykke, K. et al.: The consultation as an interpretive dialogue about the child's health needs. Family Practice, 28(4): 430-436, 2011.

83) Pelkonen, M., Hakulinen, T.: Voimavaroja vahvistava malli perhehoitotyöhön. Hoitotiede, 14(5): 202-212, 2002.

84) Kaljunen, L. et al. : Voimavaralomakkeen kehittäminen ensimmäistä lastaan odottavan perheen voimavaraisuuden tunnistamiseksi. Hoitotiede, 3(18) : 131-140, 2006.

85) Valtioneuvoston asetus neuvolatoiminnasta, koulu- ja opiskeluterveydenhuollosta sekä lasten ja nuorten ehkäisevästä suun terveydenhuollosta 338/2011. http://www.finlex.fi/fi/laki/alkup/2011/20110338.

86) Valtioneuvoston asetus neuvolatoiminnasta, koulu- ja opiskeluterveydenhuollosta sekä lasten ja nuorten ehkäisevästä suun terveydenhuollosta 338/2011. http://www.finlex.fi/fi/laki/alkup/2011/20110338.

87) Sosiaali- ja terveysministeriö : Neuvolatoiminta, koulu- ja opiskeluterveydenhuolto sekä ehkäisevä suun terveydenhuolto. Asetuksen 380/2009 perustelut ja soveltamisohjeet. Sosiaali- ja terveysministeriö, Julkaisuja 20, 2009.

88) Perälä, M.L. et al. : Äitiyshuollon palvelut muutoksessa. Teoksessa Sihvo S, Koponen P (toim.) Perhesuunnittelusta lisääntymisterveyteen. Palvelujen käyttö ja kehittämistarpeet. Stakes, Raportteja 220, 1998.

89) Aronen, E. et al. : Kotikäynteihin perustuvan perheneuvonnan vaikutus nuorten psyykkiseen terveyteen – 15 vuoden seurantatutkimus. Duodecim, 111(6) : 505-508, 1995.

90) Aronen, E., Arajärvi, T. : Effects of early intervention on psychiatric symptoms of young adults in low-risk and high-risk families. American Journal of Orthopsychiatry, 70(2) : 223-232, 2000.

91) Elkan, R. et al. : The effectiveness of domiciliary health visiting : A systematic review of international studies and a selective review of the British literature. Health Technology Assessment, 4(13) : i-v, 1-339, 2000.

92) Kendrick, D. et al. : Does home visiting improve parenting and the quality of the home environment? A systematic review and meta analysis. Archives of Disease in Childhood, 82 : 443-451, 2000.

93) Bull, J. et al. : Ante- and post-natal home-visiting programmes : A review of reviews. Health Development Agency, 2004.

94) de la Rosa, I.A. et al. : Strengthening families with first-born children : Exploratory story of the outcomes of a home visiting intervention. Research on Social Work Practice, 15(5) : 323-338, 2005.

95) Kearney, M.H. et al. : Effects of home visits to vulnerable young families. Journal of Nursing Scholarship, 32(4) : 369-376, 2000.

96) Olds, D.L. et al. : Effects of home visits by paraprofessionals and by nurses : Age 4 follow-up results of a randomized trial. Pediatrics, 114(6) : 1560-1568, 2004.

97) Fraser, J.A. et al. : Home visiting intervention for vulnerable families with newborns: Follow-up results of a randomized controlled trial. Child Abuse & Neglect, 24(11) : 1399-1429, 2000.

98) Olds, D.L. et al. : Enduring effects of prenatal and infancy home visiting by nurses on maternal life course and government spending : Follow-up of a randomized trial among children at age 12 years. Archives of Pediatrics & Adolescent Medicine, 164(5) : 419-424, 2010.

99) Monsen, K.A. et al. : Discovering client and intervention patterns in home visiting data. Western Journal of Nursing Research, 32(8) : 1031-1054, 2012.

100) Fernandez, E. : Supporting children and responding to their families : Capturing the evidence on family support. Children and Youth Services Review, 29(10) : 1368-1394, 2007.

101) Donelan-McCall,N. et al. : Home visiting for the prevention of child maltreatment : Lessons learned during the past 20 years. Pediatric Clinics of North America 56, 389-403, 2009.

102) Barlow, J. et al. : Role of home visiting in improving parenting and health in families at risk of abuse and neglect : Results of a multicentre randomized controlled trial and economic evaluation. Archives of Disease in Childhood, 92(3) : 229-233, 2007.

103) Hübner-Liebermann, B. Et al. : Recognizing and Treating Peripartum Depression. Deutches Ärtzeblattinternational, 109(24) : 419-424, 2012

104) Patel, M. et al. : Postpartum Depression : A Review. Journal of Health Care for the Poor and Underserved, 23(2) : 534-542, 2012.

105) Luoma, I. et al. : Longitudinal study of maternal depressive symptoms and child well-being. Journal of American Academy Child & Adolescent Psychiatry, 40 : 1367-1374, 2001.

106) Korja, R. et al., PIPARI study group : Maternal depression is associated with mother-infant interaction in preterm infants. Acta Paediatrica 97(6), 724-730, 2008.

107) American Psychological Association : Diagnostic and statistical manual of mental disorders. 4th ed, 1994.

108) National Institute for Health and Clinical Excellence(NICE) : Antenatal and postnatal mental health. Clinical management and service guidelines. Nice clinical guideline 45. 2007.

109) Posmontier, B., Horowitz, J.A. : Postpartum practices and depression prevalences : Technocentric and ethnokinship cultural perspectives. Journal of Transcultural Nursing, 15(1), 34-43, 2004.

110) Paulson, J.F., Bazemore, S.D. : Prenatal and postpartum depression in fathers and its associations with maternal depression. A meta-analysis. JAMA, 303(19) : 1961-1969, 2010.

111) Beck, C.T. : Postpartum depression : It isn't just the blues. American Journal of Nursing, 106 : 40-50,

2006.
112) Larsson, C. et al.: Health, sociodemographic data, and pregnancy outcome in women with antepartum depressive symptoms. American Journal of Obstetrics & Gynecology, 104: 459-466, 2004.
113) Pawlby, S. et al.: Antenatal depression predicts depression in adolescent offspring: Prospective longitudinalcommunity-based study. Journal of Affective Disorders, 113: 236-243, 2009.
114) Lancaster, C.A.: Risk factors for depressive symptoms during pregnancy: A systematic review. American Journal of Obstetrics & Gynecology, 202(1): 5-14, 2010.
115) Clare C, Yeh J.: Postpartum Depression in Special Populations: A Review. Obstetrical and Gynecological Survey, 67(5): 313-323, 2012.
116) Misri, S., Kendrick, K.: Perinatal depression, fetal bonding, and mother-child attachment: A review of the literature. Current Paediatrics, 4: 66-70, 2008.
117) Ramchandani, P.G. et al.: Depression in men in the postnatal period and later child psychopathology: A population cohort study. Journal of American Child and Adolescent Psychiatry 47(4), 390-398, 2008.
118) Paavonen, J. et al.: On the origin of psychiatric disorders: An interplay of genetic and environmental factors. Review. Finnish Medical Journal, 49(64): 4255-4261, 2009.
119) McCarthy, M., McMahon, C.: Acceptance and expèrience of treatment for postnatal depression in a community mental health setting. Health Care for Women International, 29(6): 618-637, 2008.
120) Gibson, J. et al.: A systematic review of studies validating the Edinburgh Postnatal Depression Scale in antepartum and postpartum women. Acta Psychiatrica Scandinavica, 119: 350-364, 2009.
121) Hewitt, C.E. et al.: Methods to identify postnatal depression in parimary care: An integrated evidence synthesis and value of information analysis. Health Technology Assessment, 13(36): 1-145, 147-230, 2009. DOI:10.3310/hta13360.
122) Cox, J.L. et al.: Detection of postnatal depression: Development of the 10-item Edinburgh Postnatal Depression Scale. British Journal of Psychiatry, 150: 782-786, 1987. 122
123) Matthey, S. et al.: Prevention of postnatal distress or depression: An evaluation of an intervention at preparation for parenthood classes. Journal of Affective Disorders, 79: 113-126, 2004.
124) Dennis, C.L.: The effect of peer support on postpartum depression: A pilot randomized controlled trial. Canadian Journal of Psychiatry, 48: 115-124, 2003.

IV

ハイリスクアプローチと多職種協働

① フィンランドにおけるハイリスクアプローチ

　日本の保健師活動，特に母子保健分野では，ハイリスクアプローチに力点がおかれており，児童虐待などの問題やその疑いがある場合に重点的に支援を行ってきた．一方，フィンランドの保健師活動は，日本と違い，ポピュレーションアプローチが活動の中心である．ネウボラの担当保健師は，家族に何らかの課題や問題が表面化する前から継続的にすべての家族を支援している．そして，健康診査における面談の積み重ねにより，信頼関係を構築し，問題の芽を早期に発見する．問題の芽が発見されるとただちに，支援につなげている．このような支援により，家族全体の健康や養育上の問題，社会福祉的な問題も解決に導いており，深刻な児童虐待の発生はきわめてまれである．

　家族にアルコール乱用，家庭内暴力，精神保健上の問題，失業などの問題，あるいは子どもに心理社会的な問題，学習困難，ADHD，過体重などの問題があると判明したときに，ポピュレーションアプローチ，すなわち通常の定期健康診査や総合健康診査などの支援を基盤として，それぞれの家族の状況に応じて，保健師の診察や家庭訪問の追加，医師の追加診察，医師や心理療法士によるコンサルテーション，多職種の支援，病院での特別なケアなど，担当保健師が中核となって，多職種と連携し，そのケースのニーズに合わせた支援へとつなげていく（**表Ⅳ-1**）．

　なお，フィンランドにおいてハイリスクアプローチを実施する法的根拠として，「特別なニーズをもつ子どもと家族についての政令」が 2009 年に発令されている．このような特別な支援を要する子どもや家族は，フィンランドにおける就学前の子どもをもつ家族全体の約 10～20% を占めている．

② 母子とその家族からみたネウボラにおける多職種協働

　妊婦とその家族，あるいは子どもをもつ家族が必要とするサービスは，多職種の協働なくして成

表IV-1　ハイリスク母子や家族に対する追加支援

追加支援の項目	内　　容
保健師の診察	症状について両親に面接，子どもの健康状態について観察，家族を対象とした幅広い健康診査，子どものサポート方法，早期の親子の相互作用，および健康的な生活習慣の意義についての助言
保健師による家庭訪問	家庭環境の確認と支援
医師の診察	医療面での支援
コンサルテーション	医師，心理療法士，理学療法士などにより実施
家族カウンセリング	子どものしつけについての観察と支援
両親グループ	ピアサポート
多職種による支援	医師，看護師，心理療法士，言語聴覚士，理学療法士，栄養士，歯科医師，ソーシャルワーカー，保育所職員，学校看護師などと連携
保育所，学校へのアドバイス	必要とされる支援に関するアドバイス
病院での特別なケア	それぞれの個別対応が必要な特別なケア

立しえない．多職種協働に関する目標は，必要なサービスが利用者の合意のもとに，全体的にマネジメントされた形で提供されることである．多職種の協働には，利用者の視点が最も重要である．多職種との協働がうまく機能することは，母子保健担当者にとっても有益である．信頼関係を基盤として，お互いに支援することにより，仕事の充実感が増し，仕事のやりがいにもつながる[1]．異なる行政職やほかの職能集団とより円滑に協働することは，利用者への支援の質と効率を高め，さらには成果を上げることができる．

　多職種協働とは，複数の関係職種や関係機関が協力しながら利用者を支援することである．協働するためには，チームワークと協議が必要であり，そのために会議が開かれる．昨今では，利用者自身も会議に参加することが多くなってきている．多職種と協働するためには，共通の目標，共通の活動，相互の信頼関係，およびそれぞれの専門的技術を尊重する必要がある[2,3]．また，会議を通して協議することで，話し合いによる決定ができ，かつさまざまな専門的知識と技術をもった多職種が，共通の目標に向かって協力できるようにもなる[3]．

　多職種と協働することは，さまざまな教育的背景をもち，かつ多様な組織に所属する肩書も違う職員が，お互いに協力しながら，利用者に対してよりよい支援を提供することを意味する．そのため，それぞれの専門的技術と知識を，利用者の支援のために，柔軟に活用することが求められる．協働する関係者は，お互いの仕事について知り，共通の言葉を話し，あるいは少なくともお互いを理解する必要がある．現任教育において，異なる職種が共通のプログラムを受講することは，同じ目標をめざした活動を強化することが実証されており，そういった共通のプログラムを開催することも推奨される[4,5]．利用者に速やかに支援が提供されるためには，協働するうえで，それぞれの役割とケア内容についての合意が必要である．多職種との協働は，自発的にできるものではない．協力を支える仕組みとサービスが不可欠であり，さらに，利用者の立場を尊重しながら共通の合意に達するためには，マネジメントする者の高い管理能力も求められる[6]．

3 妊産婦ネウボラ・子どもネウボラからみた多職種協働

1) 妊産婦ネウボラ・子どもネウボラの協働

　妊産婦ネウボラと子どもネウボラの継続支援のための協働は，すべての子どもとその家族にとって重要である．家族のために継続的な支援を計画しなければならないとき，切れ目なく多職種間で協働する意義は高い．ネウボラの職員は協働するなかで，だれもが気軽に相談できるという相談のしやすさを原則として対応しなければならない．それには，連携や協力が重要である．支援は，柔軟に速やかに提供されなければならず，同時に支援がうまくマネジメントされていることにも留意しなければならない．協働するうえで注意しなければならないのは，妊産婦ネウボラから子どもネウボラへの移行期で，特に担当保健師が交代する場合[7]，あるいは子どもが誕生後に医療を受けている場合である．この場合，治療を行う病院との柔軟な協働も不可欠である．子どもの健康と家族全体の健康に関しては，妊産婦ネウボラから子どもネウボラへ速やかに情報提供する必要がある．

2) 歯科衛生

　歯の健康を守るためには，両親と歯科医療，子どもネウボラの協力関係が必要である．ネウボラと歯科医療の協働の目標は，早期の取り組みによって齲歯を予防し，健康格差を低減することである．異なる関係機関の協働により，子どもの誕生を待つ家族と子どものための健康に関する助言と健康診査を，計画的に，全国的に統一したレベルで，かつ地域のニーズに応じた形で実施することが大切である[8,9]．

3) 児童虐待予防のための家族支援

　妊産婦ネウボラや子どもネウボラでは，児童虐待のリスクが高い家族に頻繁に遭遇する．しかしながら，精神保健ないし薬物やアルコール乱用などへの対応が即座に必要という深刻なケースばかりではなく，問題がはっきりとわからないケースもある．このような場合の最善の対応は，妊娠初期から妊産婦ネウボラにて家族の状況を詳細に聞き取り，だれもが受けられる家族支援を提供し，担当保健師ないし助産師が家庭訪問し，家族の話し合いを手助けすることである[7]．家族がネウボラしか利用していない場合，家族の問題を支援につなげる役割はネウボラの担当保健師にある．児童虐待対策として，ネウボラの家族支援員とソーシャルワーカーが2人1組のチームで，妊娠中に家庭訪問を行う支援は，効果的な支援であることが報告されている[10]．

　上記のようなネウボラの虐待対策として実施されている家族支援は，予防的に行われるものである．具体的には，家庭訪問，ピアグループやその他のサービスへつなげること，そして多職種の協力を得ることで，両親がうまく子育てできるように支援することである．ネウボラの家族支援は，子どもの誕生を待つ家族，および乳児と就学前の子どものいる家族を対象としている．妊産婦ネウ

Ⅳ ハイリスクアプローチと多職種協働

ボラや子どもネウボラの担当保健師を通して，あるいはその他の家族サービスから，家族はネウボラの家族支援員へとつなげられる．また，家族自身がネウボラの家族支援員と連絡を取ることも可能である[10]．このような家族支援は，家族にとって有益な活動形態であることが立証されており，地方自治体の虐待対策に関する経費も抑えることができる．

　家族機能を修復するためのソーシャルワークでは，子どもを保護する必要があるという観点から，家族の状況が計画的に調査され，家族と合意した内容に関して家族支援を行う．家族機能を修復するためのソーシャルワークの開始には，児童保護ソーシャルワーカー（児童福祉司など）の照会状が必要である．児童保護の担当部署は，家族に対して家族機能を修復するためのソーシャルワークに参加するよう勧告する（義務付ける）権限ももっている[10]．

4）父親役割の支援

　父親が父親としての役割を果たすことができるよう支援することは，妊産婦ネウボラや子どもネウボラの重要な機能である．妊産婦ネウボラや子どもネウボラは，この父親役割を支援するためにほかの専門職とともに父親に対して新たな支援ネットワークモデルを創り出し，父親をより平等に支援するサービスを社会福祉や保健分野に構築する活動も行っている[11]．父親役割を支援する活動を強化するために，保健分野の専門職や教育機関を対象として現任教育が実施されている．この現任教育では，父親の役割や父性についての情報を提供し，父親への向かい合い方や父親を支援する活動について，演習を行っている．妊産婦ネウボラでは，父親役割の支援は両親学級の重要なテーマとなっている[12]．

5）そのほかの医療スタッフ

　妊産婦ネウボラや子どもネウボラの担当保健師は，心理療法士，精神科看護師，理学療法士，言語聴覚士，栄養士などとも協働する．このような医療職の雇用は，地方自治体によって異なっている[13]．ある自治体では，ネウボラに専任の心理療法士が勤務しているが，別の自治体では，広域的な地域を管轄する保健センター（日本の保健所に近い機能を有する）で勤務する心理療法士が，ネウボラでの業務を兼任している場合もある．妊娠や出産に対して不安や恐れを抱いたり，流産や妊娠中絶あるいは子どもを失ったことに対して支援を必要とする場合，あるいは新たな人生の変化や親となることに適応することに困難を覚えたりする場合には，妊産婦ネウボラや子どもネウボラの利用者を保健センターないしネウボラの心理療法士につなげる必要がある．

　フィンランドにおける複数の自治体は，特殊な医療のもとで実施する治療的な乳児家族ソーシャルワークを，妊婦と1歳未満の乳児のいる家族を対象に提供している[14]．一部の自治体では，精神科看護師が妊産婦ネウボラや子どもネウボラと緊密に協力しながら活動している．たとえば，ヴァンター市のプロジェクト（2005〜2009年）では，ネウボラの利用者に対して，子どものいる家族のうつ症状の把握とその支援を行った．この活動において，精神科看護師は，ネウボラの利用者との個別の面談，利用者への支援を行うほかの職員との面談，および職員の現任教育と相談業務などを担った．精神科看護師は，支援が十分でないような場合，グループの活動をコーディネー

トし，開発し，グループのファシリテーターとして参加し，さらにほかの精神保健機関のケアへと円滑につなげる役割も担った．こうしたプロジェクトは，妊婦と出産した母親のうつ症状の予防とケアに成果を上げた[15]．

そのほか，理学療法士は，妊産婦ネウボラや子どもネウボラの利用者に運動機能の問題がある場合に，専門家として相談にのる[16]．妊産婦ネウボラや子どもネウボラの利用者に，特殊な食事制限やその他の栄養に関わる質問がある場合には，栄養士が個別に指導する．栄養士は，妊娠糖尿病を患っている利用者などに対して指導を行う．栄養士はまた，ネウボラの栄養相談と栄養指導の計画も担い，職員の現任教育も行う[7]．

6）児童虐待対応としての児童保護

フィンランドにおける児童保護は，子どもが安全な環境下で，バランスのとれた発達環境と必要なケアを確保することを目的としている．社会全体で子どもの健やかな成長を促すための環境への働きかけ，家族による養育とそのための家庭へのさまざまなサポート，子どもの自宅外保護の予防から自宅外保護の実施までを含む幅広い取り組みが行われている．子どもを自宅外の保護下に置くことは最終手段であり，子どもや家族が自宅に住みながら児童保護の援助を受けるオープンケアが優先される．オープンケアの件数は，自宅外保護の4倍以上である．自宅外保護を行う場合，フィンランドでは施設よりも里親による家庭的ケアを優先して提供される．自宅外保護のうち，里親での保護が約4割を占めている[17]．

妊産婦ネウボラを利用する家族について，母親，あるいは父親となる人物のアルコール乱用，深刻な精神保健上の問題，禁固刑などを理由として出産直後から児童保護が必要と判断された場合，妊産婦ネウボラの職員は各地方自治体で合意された通例に基づいて社会援護や児童保護の担当部署に児童保護の予備通告を提出する．

この児童保護の予備通告により，児童保護担当部署と社会援護担当部署は協働（フィンランドの児童保護法による）し，妊産婦ネウボラを利用する家族に対して社会サービスの必要性を明らかにし，十分な支援を保障するために，家族の情報収集を行う．家族が児童保護の正式な利用者となるのは，子どもの誕生後である[18]．

妊産婦ネウボラを利用する家族のなかには，アルコール乱用，深刻な精神保健上の問題，あるいは禁固刑など児童保護の対象となる条件がすでに揃っていることもある．このような場合には，保健センターと医療機関は，子どもあるいは家族ごとの児童保護において専門的支援を提供し，必要であれば子どもの検査とケア，さらには治療も実施しなければならない（フィンランドの児童保護法による）．

妊婦とその家族について出産直後からの育児がきわめて難しい状況であると妊産婦ネウボラで判断された場合は，家族と協議のうえ養子縁組を検討するか，セーブ・チルドレンの地域事務所に連絡する[19]．

Ⅳ　ハイリスクアプローチと多職種協働

7）アルコール乱用に対する対応

　両親のアルコール乱用は，フィンランドにおいて幼い子どもを保護する必要があると判断される最も多い理由のひとつである[18]．アルコール乱用のある母親のケアにおいては，妊産婦ネウボラと子どもネウボラの継続的な協力と，地方自治体のそのほかのサービス提供機関との連携が不可欠である．アルコール乱用には多くの場合，精神保健上の問題も関係している[20]．アルコール乱用についての十分な現任教育が保健師やその他の専門職に実施されなければならない．妊産婦ネウボラでは，アルコール乱用のある利用者のケアは，特殊医療やアルコール依存症患者のケアを提供するクリニックで支援され，またアルコール乱用のケアに特化した機関や母子生活支援施設がある場合にはそれらと協力しながら支援する．アルコール依存症患者のケアを提供するクリニックは，アルコールやそのほかの依存症に苦しむ者とその近親者に対してサービスを提供している[21]．アルコール乱用のケアに特化した母子生活支援施設では，児童保護と断酒のためのリハビリテーションが統合されている[20]．ネウボラの利用者が，アルコール乱用のケアに特化した母子生活支援施設に入所している場合，担当保健師は家庭訪問と母子生活支援施設の両親グループの活動に参加することにより，同施設と協力しながら利用者のリハビリテーションを支えることができる．

8）家族ネウボラ

　家族ネウボラは，子どもの成長・発達，あるいは家族の相互コミュニケーションなどに問題や課題がある場合に多職種のチームで支援を行う社会保障部門のみを有する機関であり，妊産婦ネウボラや子どもネウボラとは独立している．幼児期後期から小学校まで（5～13歳）の子どもをもつ，何らかの問題や課題を抱えた家族が対象となる．

　心理カウンセラー，児童心理士，ソーシャルワーカー，小児精神科医が配置されており，子どもや親の相談に応じている．子どもの問題，たとえば，心理的な問題を抱える子ども，感情のコントロールができない子ども，集中力がない子ども，わけもわからず泣きじゃくる子ども，あるいは問題行動のある子どもの相談に応じている．また，家族のコミュニケーションの課題が子どもに影響を与えているケース，離婚に伴う子どもの養育について法的措置の調整が必要なケース，児童相談所の保護にまで至らないケースなどにも対応している．必要に応じて，家族セラピー＊を実施する．また，現地調査を実施し，ピアグループでの支援，学校や児童相談所，あるいは精神科医療などと連携し，支援を行っている．

9）母子生活支援施設とシェルター

　母子生活支援施設は，子どもの誕生を待つ家族や，すでに子どもが誕生した家族に対して，両親

＊　ソーシャルワーカー，心理療法士との面談時に，別の心理療法士や児童心理士などがガラス越しに隣の部屋で観察し，面談終了後にその面談の様子を客観的に観察した心理療法士などが気づいたことを利用者にフィードバックする療法

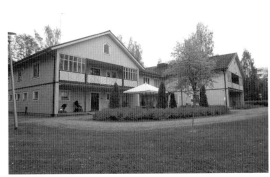
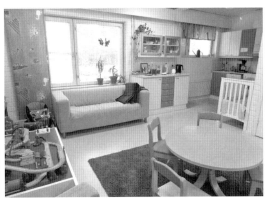

図IV-1　シェルターの外観　　　　図IV-2　シェルター内のリビングルーム

が疲弊して乳児の世話ができなかったり，あるいは両親が非常に若い場合に支援を提供する．母子生活支援施設では両親と乳児の良好な関係を支援し，日常生活と乳児のケアに必要な技能を実際に一から教える．母子生活支援施設入所の期間は，必要に応じて調整され，合意される．一般の人たちも利用できる母子生活支援施設のサービスには，グループ活動，電話相談，家庭訪問，ピアグループとしての家族リハビリテーションなどがある[21]．

　シェルターは，家族ないし親族から暴力を受けた者あるいはその脅威に晒された者で，暴力から逃れるための支援や一時的な居住場所を必要とする者を対象としている．また，ハイリスク家庭，たとえばうつ病や人格障害など精神的な問題のある親，アルコールや薬物の依存症の親，ADHDなどの発達障害の親，あるいは若年妊産婦なども対象としている．このような場合，家族ごとシェルターに入所する．シェルターへの入所については，妊産婦ネウボラや産科病院で利用者がハイリスクであると判断された場合，ネウボラの担当保健師や産科病院の担当者が市に連絡し，市がシェルターへの入所の必要性を判断し，どのシェルターに入所させるかを決定する．

　入所者は，赤ちゃんの抱き方，おむつの替え方，赤ちゃんとのコミュニケーションのとり方，日常生活の仕方などをシェルターの生活を通して学ぶ．また，子どもネウボラの乳幼児健康診査時には，入所者がシェルターからネウボラに行き，担当保健師のクリニックを受診する．学齢期の子どもがいる場合，子どもたちはシェルターから学校に通う．シェルターの退所後は，自立して生活するために，さまざまな部署と連携して支援する．

　暴力を受けているがシェルターを必要としない場合の支援も提供している．フィンランドの母子生活支援施設・シェルター連盟とその加盟組織は，インターネット上で活動するネットシェルター・サービス（www.turvakoti.net）も用意している．このサービスは，家庭内暴力や親族暴力についての情報を提供しており，かつ家庭内暴力に関する質問に対して専門家が回答をする[21]．妊産婦ネウボラや子どもネウボラの職員は，地域の母子生活支援施設やシェルターのサービスについて知っておく必要があり，必要であれば利用者を支援へとつなげることが大切である．

Ⅳ　ハイリスクアプローチと多職種協働

10）警察

　妊産婦ネウボラや子どもネウボラでは，必要があれば警察と協働することもある．警察との協働は，家庭内暴力やその疑いなど犯罪の疑いが生じた場合に必要となる．なお，フィンランドにおける保健医療の専門職に関する法律[22]では，職務上の守秘義務について規定されている．すなわち，保健医療の専門職は，その地位または職務上で知りえた個人ないし家族の秘密を，許可なしに他人に明かしてはならないのである．

まとめ

- ▶ 利用者を中心とした質の高い妊産婦ネウボラや子どもネウボラのサービスの前提条件は，保健医療のさまざまな専門職，異なる行政職，および異なる組織の職員との円滑な協働である．
- ▶ 多様な専門職のサービスを段階的に支援するための仕組みづくりが必要である．共通の目的と協力が必要となる関係者の責務は，必要なケアとサービスを協議するなかで合意する．
- ▶ 多職種の協力の仕組みとネットワークの力を借りて，妊産婦ネウボラ（子どもネウボラ）とその協働パートナーの間に，二人一組で実施する業務，チームで行う業務，および協議しながら行う業務について，地域でうまく機能する協力モデルを職員レベルで模索していく．
- ▶ 児童虐待予防のための家族支援は，その家族のニーズに合わせて実施する．
- ▶ 異なる職種に対して共通の現任教育を提供し，子ども向けサービス，家族向けサービスを統一的に運営していくことにより，多職種の協働は円滑に進む．
- ▶ 地方自治体が提供するサービスや地域の社会資源を適切に両親に伝える．

引用文献

1) Isoherranen, K.：Uhka vai mahdollisuus –moniammatillista yhteistyötä etsimässä. Akateeminen väitöskirja, sosiaalitieteiden laitos, Helsingin yliopisto，2012.
2) Clancy, A. et al.：Public health nursing and interprofessional collaboration in Norwegian municipalities：A questionnaire study. Scandinavian Journal of Caring Sciences，2012．doi:10.1111/j.1471-6712.2012.01079.x
3) Pärnä, K.：Kehittävä moniammatillinen yhteistyö prosessina. Lapsiperheiden varhaisen tukemisen mahdollisuudet. Turun yliopiston julkaisuja, Sarja C, Osa 341. Turku.2012.
4) Bajnok, I. et al.：Building positive relationships in healthcare：Evaluation of the teams of interprofessional staff interprofessional education program．Contemporary Nurse，42（29）：76-89，2012.
5) Ingunn Aase, I. et al.：Teaching interprofessional teamwork in medical and nursing education in Norway：A content analysis．Journal of Interprofessional Care，27（3）：238-245，2013.
6) Perälä, M-L. et al.：Hajanaisia palveluja vai toimiva kokonaisuus? Lasten ja perheiden palvelut toimialajohtajien näkökulmasta. Terveyden ja hyvinvoinnin laitos, Raportti 29/2011. Helsinki，2011.
7) Sosiaali- ja terveysministeriö：Lastenneuvola lapsiperheiden tukena. Opas työntekijöille. Sosiaali- ja terveysministeriön oppaita 2004: 14. Helsinki，2004.
8) Neuvolaikäisten suun terveyden edistämisen yhteistoimintamalli．2009．http://info.stakes.fi/NR/rdonlyres/5 AC5 F757-A5 A8-4D20-84 CF-D34429 C97224/0/Neuvolaik%C3%A4 istensuun terveyden edist%C3%A4 misenyhteisty%C3%B6 toimintamalli.pdf.

9) Terveyden ja hyvinvoinnin laitos：Neuvola-ikäisten lasten suun terveyden edistäminen. Opas neuvoloille. Suhat, suun terveydenhuollon kehittämishanke, 2009. http://info.stakes.fi/NR/rdonlyres/F5810 E50-9951-49 D0-AAD6-106 F482 AA-FAE/0/.
10) Heino, T.：Lastensuojelun avohuolto ja perhetyö: kehitys, nykytila, haasteet ja kehittämisehdotukset. Selvitys lastensuojelun kehittämisohjelmalle. Stakes, Työpapereita 9/2008. Helsinki, 2008.
11) Sosiaali- ja terveysministeriö：Isien ja isyyden tukeminen äitiys- ja lastenneuvoloissa. Sosiaali- ja terveysministeriö, Selvityksiä, 2008:24.Helsinki.
12) Miessakit ry：Isyys kuulluksi, näkyväksi ja osallistuvaksi. Isyyden Tueksi -hanke 2008-2014. Väliraportti, 2012. http://www.miessakit.fi/easydata/customers/miessakit/files/Liitetiedostot/isyyden_tueksi_valiraportti.pdf.
13) Hakulinen-Viitanen, T. et al.：Äitiys- ja lastenneuvolatyö Suomessa. Sosiaali- ja terveysministeriön selvityksiä 2005:22. Helsinki.
14) Korhonen, A.：Vauvaperhetyö keskosten äitien tukena. Tuen sisällölliset piirteet, kustannukset ja vaikutukset keskosten ensimmäisen elinvuoden hoitokustannuksiin. Väitöskirja. Oulun yliopisto, Medica 760. Oulun yliopisto, 2003.
15) Terveyden ja hyvinvoinnin laitos：Innovaatioita terveyden edistämiseen mielenterveys- ja päihdetyössä − kokemuksia Pohjanmaa-hankkeesta,Sateenvarjo-projektista ja Lapin mielenterveys- ja päihdetyön hankkeesta 2005-2009, 2010.
    http://www.thl.fi/thl-client/pdfs/f8 cb23 c3-edb6-4fc6-8fdc-c26650 a8108 d.
16) Lapsen ääni：Tukevasti alkuun, vahvasti kasvuun ja tukevasti verkossa -hankkeet 2009 − 2011. Toimintamallit, 2011. http://www.lapsenaani.fi/VARHAINEN_TUKI/TUKEVASTI_ALKUUN/Loppuraportti%20 Tukevasti-hankkeista.pdf.
17) 藪長千乃：フィンランドにおける「児童保護」．社会保障研究，2（2・3）：216-232，2017．
18) Terveyden ja hyvinvoinnin laitos：Lastensuojelun käsikirja. 2012. http://www.sosiaaliportti.fi/fifi/lastensuojelunkasikirja.
19) Pelastakaa Lapset ry. Adoptioneuvonta. http://www.pelastakaalapset.fi/toiminta/lastensuojelutyo/.../adoptioneuvonta/.
20) Sosiaali- ja terveysministeriö 2009. Mielenterveys- ja päihdesuunnitelma. Mieli 2009 -työryhmän ehdotukset mielenterveys- ja päihdetyön kehittämiseksi vuoteen 2015. Sosiaali- ja terveysministeriö, Selvityksiä 2009:3. Helsinki.
21) A-klinikkasäätiö：A-klinikat. http://www.a-klinikka.fi/hoitopalvelut/a-klinikat.2012.
22) Ensi- ja turvakotien liitto. 2012. http://www.ensijaturvakotienliitto.fi/.

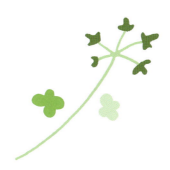

V

フィンランドのネウボラのエッセンスと日本において取り入れるべき方策

　フィンランドの妊産婦ネウボラや子どもネウボラにおいて実施されている支援のなかで必須といえる優れたシステムは，同じ担当保健師による継続支援と父親を含めた家族全体の支援である．この支援システムがあるからこそ，保健師は家族との信頼関係を築きやすく，問題を早期に発見し，早期支援につなげることができる．この支援システムにより，フィンランドでは深刻な児童虐待の発生はきわめて少ない．

　第Ⅱ章「フィンランドとこれまでの日本の母子保健制度の比較」でも述べたたように，これまで日本の保健師は，地区担当制，業務分担制，あるいは地区担当と業務担当を相互に連携しながら活動する重層型の体制のなかで活動してきた．しかし，行政に所属する保健師は，多くの場合，一定の期間ごとの配置転換による異動があり，ハイリスクケース以外は，担当保健師個人が対応するのではなく，各部署として対応する体制をとっている場合が多かった．そのため，担当保健師に気軽に相談できる顔のみえる関係づくりが多くの場合できておらず，母子保健事業も単発のサービス提供に終わっていた．このような背景があり，妊娠出産に関する悩みについて「相談先がわかりにくい」「相談体制がない」という課題があった[1]．加えて，日本の保健師活動はハイリスクケースへの対応に力点をおいているにもかかわらず，児童虐待の相談件数は年々増加する一方であり，父親が虐待者であるケースも多い．そのため，フィンランドのネウボラで活躍する保健師の活動や必須の支援システムから，子育て世代包括支援センターに取り入れるべき方策について解説する．

① 担当保健師による継続支援の強化

1）母子健康手帳交付（妊婦面接）時の対応と担当保健師の継続支援のための方策

　フィンランドの担当保健師のように，国民の認知度が高く，担当保健師に相談できることを国民に認知してもらうためには，まず母子健康手帳交付時における妊婦面接の対応を強化する必要がある．母子健康手帳は，妊婦が自ら取りにくる大切なアイテムであり，最初に保健師が妊婦と対面で

表V-1 担当保健師による継続支援の強化のための方策

1) 母子健康手帳交付（妊婦面接）時における対応
　・担当保健師名とその連絡先（電話番号）を周知する
　・担当保健師が子どもやその家族の健康相談や育児相談を担うことを説明する
　・ハイリスクケースと判断される場合には，可能なかぎり担当保健師と顔合わせをする
2) 担当保健師の継続的な支援のために
　・妊婦面接においてリスクアセスメントをし，リスク区分に応じて支援の時期や支援内容を明確にした支援システムを構築する（第Ⅵ章：港区の事例参照）
　・妊婦面接の予約制
3) 母子健康手帳の有効活用
　・母子健康手帳に担当保健師の名前を明記する（図V-1参照）

きるチャンスでもある．

　子育て世代包括支援センターでは，母子保健コーディネーターが妊婦面接を担っている自治体が多くなっている．この母子保健コーディネーターは，必ずしも保健師とは限らず，ほかの職種の場合も少なからず認められる．こうした場合は，妊婦面接の対応のみとなり，その後の支援が途絶えてしまうとの声も聞かれる．たとえ保健師が母子保健コーディネーターを担っていても，すべての妊婦を支援するのは不可能であろう．そのため，以下の方策を推奨したい．

①**妊婦面接時における担当保健師名と連絡先（電話番号）の周知**

　妊婦面接時に，すべての妊婦に地区担当保健師がいること，子どもやその家族の健康相談や育児相談を地区担当保健師が担うことを説明することが大切である（**表V-1**）．可能であれば，妊婦面接時に地区担当保健師との顔合わせをする．特に，ハイリスクケースと判断される場合には，地区担当保健師と顔合わせをしておくことが望ましい．そうすることで，その後の支援をよりスムーズに実施できる．まずは，妊婦面接時に地区担当保健師と顔見知りの関係をつくり，かつ相談できる人という認識を妊婦にもってもらう体制づくりが必要である．

　また，妊婦面接時に地区担当保健師の連絡先（電話番号）を周知することも重要である．可能であれば，その場で，地区担当保健師の部署につながる電話番号を携帯電話に登録してもらい，何か

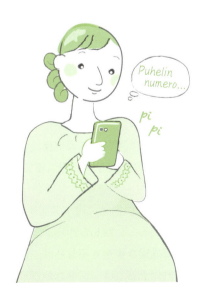

V フィンランドのネウボラのエッセンスと日本において取り入れるべき方策

あれば連絡してもらうことや，その電話番号から連絡が入った場合には電話をとってもらうようお願いしておくとよい．これは，ハイリスクケースへの対応として，特に有効である．なぜなら，ハイリスクケースへの対応では，対象者との信頼関係を構築することに多大な時間と労力を費やすからである．携帯電話が普及した昨今では，知らない電話番号からの電話にはでない人も多く，何度連絡しても連絡がつかないといった状況に陥ることも多い．しかし，妊婦面接時に，地区担当保健師につながる電話番号を登録してもらえれば，自分の担当保健師からの連絡であると認知してもらえ，連絡がとりやすくなる．

なお，フィンランドのネウボラでは，母子保健に特化した地区担当制をとっている．そのため，業務分担制を採用している自治体については，母子保健を担当する部署で地区担当を決めれば，フィンランドのネウボラのシステムに近くなる．地区担当を決めれば，上述の方策をとることに問題はない．

②担当保健師の継続的な支援のために

フィンランドの妊産婦ネウボラや子どもネウボラでは，担当保健師や担当医による健康診査の時期や支援内容が明確に規定されている．一方，日本では，ハイリスクケースでさえ，フォローの時期や具体的な支援内容については，担当保健師に任されている場合が多い．そのため，担当保健師によりケースへの支援に幅がある．日本において，フィンランドのシステムをそのまま導入することは困難であるが，担当保健師による継続支援のための類似したシステムを構築することは可能である．

たとえば，母子健康手帳交付時の妊婦面接において，担当保健師を紹介し，かつ，そのときに妊婦一人ひとりに対しリスクアセスメントをする．そのうえで，リスク区分に応じて，支援の時期や支援内容を明確にしたシステムを構築するのである．具体的な事例として，大阪市港区において，妊婦面接時のリスクアセスメントの区分に応じて，「超ハイリスク特定妊婦」，「ハイリスク特定妊婦」，「ハイリスク妊婦」，「その他の一般妊婦」と区分し，来所の機会も活用しながら配属されているマンパワーで対応可能な担当保健師による継続支援の時期と支援内容を明確化したシステムを構築した（Ⅵ章を参照）．また，港区では，担当保健師について，妊婦面接時のほか，乳児家庭全戸訪問事業において助産師が新生児の家庭訪問をしたときにも，担当保健師の氏名を掲載したカードを配付している．それ以外にも「両親教室」や2～3か月児の母親たちの集まりとして実施している「ぴよぴよらんど」，「乳幼児健康診査」の集団指導時など，保健福祉センター（子育て世代包括支援センター）を利用するあらゆる機会に，地区別の担当保健師名をパネルにして示し紹介することで常に担当保健師を利用者に認知してもらうようにしている．

③妊婦面接の予約制の検討

フィンランドのネウボラの担当保健師や担当医による健康診査は，すべて予約制で運営されている．フィンランドのように，子どもとその家族を同じ担当者により手厚く継続的に支援できるのは，この予約制によるところが大きい．

一方，日本のように，利用者の都合のよい日時に母子健康手帳を取りに来るというシステムは，時間的な利便性という意味では有効である．しかしながら，出産後の育児不安や育児困難感を少しでも低減させることを目的として妊婦面接を実施するならば，単なる母子健康手帳の交付や資料提供で終わらせるのは不十分である．妊婦面接では，可能なかぎり妊娠中や出産後も継続して相談で

きる担当者がいるということを認識してもらうことが重要である．できれば，担当保健師と顔合わせをするのが望ましい．そのため，日本においても予約制をとることを今後検討していただきたい．近年は，病院や歯科診療所，美容院でさえも，担当医や美容師への予約制が採用されている．担当保健師制を強化するためには，妊婦面接の日時についても担当保健師と顔合わせができるよう予約制を採用することが求められる．

2）母子健康手帳の有効活用

担当保健師制を強化するためには，母子健康手帳を有効に活用することが重要である．母子健康手帳を活用したアプローチは，全妊婦への支援，すなわち，ポピュレーションアプローチの入り口となりうる．ぜひ，各自治体で取り入れていただきたい第1歩である．

まずは，母子健康手帳に担当保健師の名前を明記していただき，担当保健師の連絡先について周知いただきたい．母子健康手帳以外の資料にいくら担当保健師のことが記載されていても，ほかの資料であればそれはただの紙にすぎず，いずれ捨てられる運命にある．しかし，多くの母親にとって母子健康手帳は，自分の子どもの成長を記述した重要な記録物であり，一生大切に保管するものである．このため，母子健康手帳に担当保健師の名前を明記することを推奨したい．このことに対して，「保健師は自治体の職員なので，異動があるため，担当保健師名を明記することはできない」と言われるかもしれない．しかし，担当保健師名とともにその住民の地区（居住地域）も記載しておけば，担当保健師が異動した後も，「4月から〇〇地区の担当になった保健師です」と説明すれば，住民も納得され，継続した支援につながる．

図V-1 は，母子健康手帳における担当保健師の名前の記載例である．母子健康手帳に最初に記載した担当保健師が異動しても，次の担当保健師名を記載できる欄を設けている．このようにしておけば，継続した支援も行いやすくなる．また，業務の関係で，妊婦面接時の保健師（母子保健

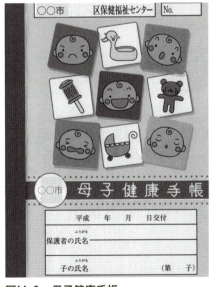
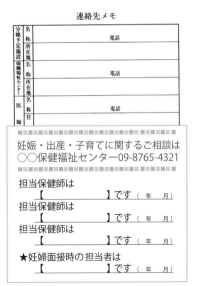

図V-1 母子健康手帳

Ⅴ　フィンランドのネウボラのエッセンスと日本において取り入れるべき方策

コーディネーター）と担当保健師が必ずしも一致しない場合もある．その場合は，妊婦面接時の担当者名も母子健康手帳に記載するようにすればより妊婦には理解されやすい．

　この母子健康手帳に担当保健師名を記載する効果は，単に妊婦の理解に留まらない．母子健康手帳は，出産する医療機関でも使用するものである．担当保健師名を母子健康手帳に明記することは，出産のために入院した医療機関で勤務する助産師や医師との連携をさらに強化することにつながる．入院中何か問題が生じた場合，あるいは妊娠中からハイリスクであることが明確な場合には，退院後ほとんどのケースで問題を抱えることになる．母子健康手帳に担当保健師の名前があれば，すぐに担当助産師や担当医が連絡できる．担当保健師も入院中の様子がわかれば，どのような支援が必要となるかを，出産後支援開始前から把握できる．母子健康手帳に担当保健師名を明記することは，妊婦を担当保健師につなぐことのみならず，助産師や医師などの専門職につなぐ重要なツールとなりうる．

2　父親を含めた家族全体の支援強化

　フィンランドのネウボラでは，母子の支援に留まらず，父親を含めた家族全体の支援が行われている．たとえば，フィンランドでは，保健師と医師による乳幼児健康診査（以下，乳幼児健診）が就学期まで少なくとも15回あり，父親も多くの場合乳幼児健診に同行している．父親が乳幼児健診に同行することで，父親を含めた家族全員に対して，育児相談や生活スタイルの調整，夫婦関係についての助言などがなされている．このような家族全員の支援については，妊娠中に1回，出産後子どもが4か月，18か月，4歳のときに実施される家族全員の総合健康診査において，さらに各種検査や健康相談を通じて家族全員への手厚い支援がなされる[2-5]．

　一方，日本の乳幼児健診は，母子の支援が中心であり，たとえ父親が同行しても，育児相談は母親に対してなされる場合が多い．昨今では，日本においても父親の育児参加の必要性が強調されており，父親も育児に悩む場面がある．実際，児童虐待の加害者は，母親に次いで多いのは父親であり，父親への支援も必要である．父親向けの育児教室は開催されていても，出産後に十分な父親への支援がなされているとは言い難い．

　日本では，父親が乳幼児健診に同行してもわずか3～5回である．両親学級に同行する父親はかなり増えたが，乳幼児健診に同行する父親はまだそれほど多くない．そのため，以下のような方策により，父親を含めた家族支援をすることが望まれる．

①家族全体を支援するきっかけづくりのためのホームページの有効活用

　インターネットが普及し，多くの若者たちがスマートフォンを利用するようになった昨今は，インターネットからの情報は生活に欠かせないものとなっている．行政における母子保健情報や子育て情報も，インターネット上から情報を上手に発信することが大切である．たとえば，行政のホームページに，「お子さんの成長の節目にあたる大切な乳幼児健診です．お父さまもぜひ一緒にお越しください」など広報することで，父親も参加しやすくなる（**表Ⅴ-2**）．

②父親と母親に向けた乳幼児健診時の対応（育児相談）

　父親が乳幼児健診に子どもや母親とともに来ていても，健診の結果説明や育児相談などの個別面

表Ⅴ-2　父親を含めた家族全体の支援強化

1）家族全体を支援するきっかけづくりのためのホームページの有効活用
　　・周知例：「お子さんの成長の節目にあたる大切な乳幼児健診です．お父さまもぜひ一緒にお越しください」
　　　など広報
2）父親と母親に向けた乳幼児健康診査時の対応（育児相談）
　　・個別面接や育児相談は，母親と父親を対象として実施する
3）父性，親役割，よりよい夫婦関係を育む両親学級の工夫

接は母親に向けて行われる場合がほとんどである．父親は子どもをあやして待っている．これで
は，父親の育児の悩みは解消されない．そのため，個別面接や育児相談は，母親だけではなく，父
親に向けても行い，父親にも子どもの発育発達や子育てで気になることはないか聞く必要がある．

　③父性，親役割，よりよい夫婦関係を育む両親学級の工夫

　フィンランドで実施されている両親学級では，父性や母性，親役割，夫婦関係（家事や育児の役
割分担を含む）を育むことも目指して実施されている．このような両親学級では，グループ演習が

コラム：子育て世代包括支援センターの法的根拠

多様化・複雑化する母子保健問題に対する対策として，2017（平成29）年4月より子育て世代包
括支援センター（以下センター）の設置が市区町村の努力義務となった．このセンターの設置の法的
根拠は，母子保健法の改正にある．表に示すように，母子保健法第3章第22条には「市町村は，必
要に応じ，母子健康包括センターを設置するよう努めなければならない」と規定されており，この母
子健康包括センターがいわゆる子育て世代包括支援センターである．同センターは，母子の健康保持
増進に関する支援に必要な実情の把握を行うこと，母子保健に関する各種の相談に応じること，母子
の保健指導を行うこと，および保健医療又は福祉に関する機関との連絡調整を行うこととされている．

表　子育て世代包括支援センターの法的根拠

母子保健法
（国及び地方公共団体の責務）
　第5条
　2 国及び地方公共団体は，母性並びに乳児及び幼児の健康の保持及び増進に関する施策を講ずるに当
　　たっては，当該施策が乳児及び幼児に対する虐待の予防及び早期発見に資するものであることに留意
　　するとともに，その施策を通じて，前3条に規定する母子保健の理念が具現されるように配慮しなけ
　　ればならない.
第3章母子健康包括支援センター
　第22条市町村は，必要に応じ，母子健康包括支援センターを設置するよう努めなければならない.
　2 母子健康包括支援センターは，第一号から第四号までに掲げる事業を行い，又はこれらの事業に併せ
　　て第五号に掲げる事業を行うことにより，母性並びに乳児及び幼児の健康の保持及び増進に関する包
　　括的な支援を行うことを目的とする施設とする.
　　一　母性並びに乳児及び幼児の健康の保持及び増進に関する支援に必要な実情の把握を行うこと.
　　二　母子保健に関する各種の相談に応ずること.
　　三　母性並びに乳児及び幼児に対する保健指導を行うこと.
　　四　母性及び児童の保健医療又は福祉に関する機関との連絡調整その他母性並びに乳児及び幼児の健
　　　康の保持及び増進に関し，厚生労働省令で定める支援を行うこと.
　　五　健康診査，助産その他の母子保健に関する事業を行うこと（前各号に掲げる事業を除く.）
　3 市町村は，母子健康包括支援センターにおいて，第9条の相談，指導及び助言並びに第10条の保健
　　指導を行うに当たっては，児童福祉法第21条の11第1項の情報の収集及び提供，相談並びに助言
　　並びに同条第2項のあっせん，調整及び要請と一体的に行うように努めなければならない.

V　フィンランドのネウボラのエッセンスと日本において取り入れるべき方策

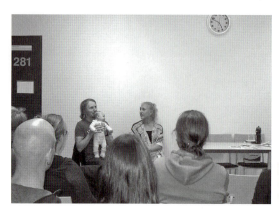

図V-2　フィンランドのネウボラにおける両親学級．生後6週の赤ちゃんをもつ家族が体験談を語る

有効に活用されている．たとえば，生後まもない赤ちゃんをもつ夫婦に両親学級で分娩体験，母親の育児体験，父親の育児体験を語ってもらっている．その後，参加者から質問を受けつけ，育児を具体的にイメージできるようにしている（**図V-2**）．日本においても，父親がさらに育児参加するために，今一度両親学級の内容を見直す必要がある．

引用文献

1) 厚生労働省　母子保健課　www.mhlw.go.jp/file/05-shingikai-11901000-koyoukintoujidoukateikyoku-soumuka/0000038683.pdf
2) 横山美江, Hakulinen-Vitanen,T.：フィンランドの母子保健システムとネウボラ. 保健師ジャーナル，71（7）：598-604, 2015.
3) 横山美江：切れ目ない支援を推進するための保健師活動：日本でネウボラを実現するために. 保健師ジャーナル，72（1）：14-19, 2016.
4) 横山美江, Hakulinen-Vitanen,T.：フィンランド：ネウボラの妊娠・出産・子育て. 保健の科学，59（7）：483-488, 2017.
5) Hakulinen-Vitanen,T. et al.：Extensive health check-ups – Guidebook for maternity and child health clinics and school health care. Guidebook 22. National Institute for Health and Welfare, 2012.

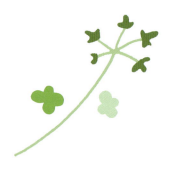

VI フィンランドのネウボラのエッセンスを取り入れた担当保健師の継続支援に向けたシステムの構築

1 大阪市港区の概況

　大阪市港区（図VI-1）は，大阪市の西部に位置する東西に細長い形をした区で，開港150年を迎えた大阪港を擁する海の玄関口となっている．面積は7.86 km^{2}であり，海に面した天保山ハーバービレッジには，世界最大級の水族館「海遊館」を有し，大阪の観光スポットのひとつでもある．人口は，およそ8万人（2018（平成30）年1月1日現在）であるが，1965（昭和40）年より年々減少している．

　大阪市では，1938（昭和13）年に保健師が採用されて以来地区担当制を取っており，現在でも24区保健福祉センターの保健分野では，地区担当制で活動している．港区では担当地区をもつ保健師が6名，精神保健福祉相談員（保健師）が1名，統括の保健師が1名の計8名で母子保健

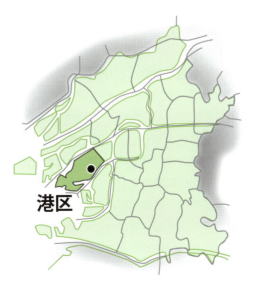

図VI-1　大阪市港区

や成人保健，介護予防，精神保健，結核・感染症，難病などすべての年代における幅広い健康レベルの住民を対象に活動している．2016（平成28）年の出生数は602人（出生率7.4），月平均53.6人の妊婦に対して母子健康手帳（以下，母子手帳）交付時に妊婦面接を行っている．また，大阪市では，母子保健法が制定された1965（昭和40）年より，母子管理票を用いて妊娠中から幼児期まで継続的な健康管理および育児支援を実施してきた．

2 取り組みの背景

1）若年妊産婦への支援

2011（平成23）年度当時，港区は妊娠届出時における10歳代の妊産婦（以下，若年妊産婦）の割合が2.8%と大阪市平均1.8%に比べて高く，ハイリスク妊産婦としてフォローが必要なケースが多かった．そのため，フィンランドのネウボラに関する研究を推進している大阪市立大学（公衆衛生看護学教室）との共同で，フィンランドのネウボラのシステムをモデルとした若年妊産婦への効果的な支援方法について検討を始め，妊娠期から幼児期までのフォロー時期と支援内容を定めた「若年妊産婦への支援システム」（以下，支援システム）を策定した．また育児に関する知識不足の解消を目的としたリーフレットも作成し（図Ⅵ-2〜4），2015（平成27）年2月より支援システムの活用と，リーフレットの配付を開始した．

保健師からは，支援システムではいつの時期にどのような支援をするかという基準が明確になっているため，支援計画を立案・実施するうえでも有効であるとの声が聞かれた．また，リーフレットは継続支援するためのツールとなっていた．さらに，若年妊産婦からも担当保健師宛の相談の電話が入るようになり，妊娠期からの切れ目のない支援が可能となった．

2）フィンランドのネウボラのエッセンスを取り入れた母子保健システムの再構築に向けて

（1）区長と大阪市立大学（公衆衛生看護学教室）との合意

このような背景のもと，2017（平成29）年秋に港区区長と大阪市立大学とのあいだで，フィンランドのネウボラのエッセンス[1-3]を取り入れたシステム構築に向けて，母子保健制度の見直しについての合意形成がなされた．この合意をもとに，会議を重ねていった．会議のメンバーは，副区長，地域保健活動担当の統括保健師を含めた4名の保健師と大学教員であった．

（2）担当保健師制による継続支援の強化に向けて

港区では，母子手帳交付時の妊婦面接は，保健師による全数面接を実施してきた．しかし，出産後における母親の妊婦面接や保健師への認知度は低かった．そのため，妊婦面接時の対応を強化すること，担当保健師の周知，ならびに担当保健師による継続支援をいかにするかが課題となった．

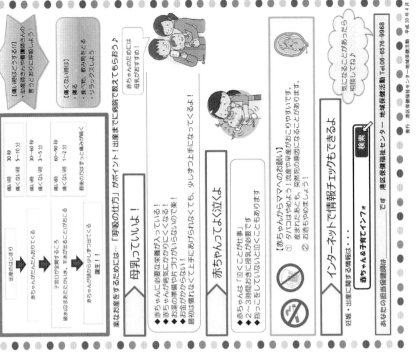

妊娠中のだいじなこと

妊娠中はこんなことに気をつけて！

こんなときは病院に相談しよう！
- そういえば最近赤ちゃんが動いてない？
- 出血した！
- これって破水？？生ぬるい水が出る…

健診は必ず受けよう！

妊婦さんと赤ちゃんを守るために必要だよ。

検査内容
- 体重をはかる、おなかまわりの大きさをはかる、血圧をはかる
- 血液検査、尿検査　など
- 健診は4回に受けよう
- 妊婦さんのおなかの赤ちゃんの育ちをみるためにも必要だよ。

出産準備は妊娠7か月(妊娠27週)ごろまでにしましょう

母子手帳と一緒にもらったパンフレットのP28を開けてみて！

なんで7か月なの？
7か月を過ぎたらいつ産まれてもおかしくないんです。
いつでも入院・出産できるようにかばんにつめて準備してね。

赤ちゃんとの生活に必要なものは？？

- 前開き4〜5枚
- 長下着3〜4枚
- ベビー服 2〜3枚
- おくるみ 1枚 バスタオル等で代用OK
- ベビー布団 敷き布団1枚 掛け布団1枚 枕不要
- 小さい哺乳瓶 1個準備しておこう

出生前小児保健指導事業（プレネイタルビジット）を使おう！

- 妊娠中に小児科医に相談できるサービス！(1回のみ、無料)
- 「赤ちゃんってどんな風に成長するの？」「病気をした時はどうしたらいいの？」など
- いろいろ聞いてみましょう

母子手帳と一緒にもらった黄色い用紙が受診券だよ(^o^)

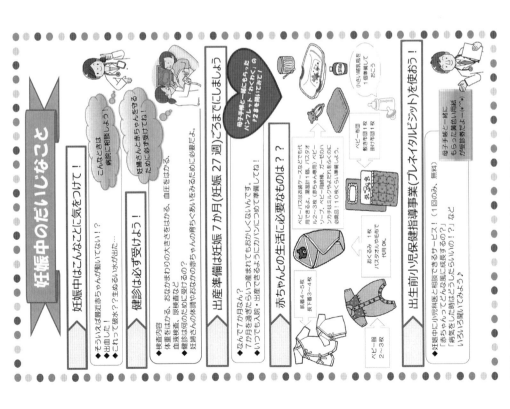

出産ってどんな感じ？

「陣痛」ってなに？
赤ちゃんを押し出そうとして子宮が縮むことによって起こる痛みのこと。
痛みはずっと続くわけではないです。
痛みが約10分ぐらいのペースで起きたときを出産のはじまりといいます。

【痛い時は？】
- 陣痛師さんや助産師さんに言うとおりに呼吸しよう

【痛くない時は？】
- 寝る
- 食べ物、飲み物をとる
- リラックス

	痛い時	痛くない時
出産のはじまり	30秒	5〜10分
赤ちゃんがだんだん下りてくる	30〜60秒	3〜5分
子宮の全開まであと少し	60〜90秒	1〜2分
破水はまだかな？手水が出ることがある		
赤ちゃんが頑張りぎゅっーっと! 誕生!!		

楽なお産をするためには……「呼吸の仕方」がポイント！出産までに教えてもらおう♪

母乳っていいよ！

- 赤ちゃんに必要な栄養が入っている！
- 赤ちゃんが病気にかかりにくくなる！
- お乳の準備や片付けがいらないので楽！
- お金がかからない！
- 最初は上手にあげられなくても、少しずつ上手になってくるよ！

赤ちゃんってよく泣くよ

- 赤ちゃんは「泣くこと」が仕事
- 赤ちゃんが急に不機嫌が必要です
- 2〜3時間おきに泣くことがあります
- 抱っこをいっぱいしてあげて泣くこともあります

【赤ちゃんからママへのお願い】
① タバコはやめよう！流産や早産がおこりやすいです。
産まれたあとも、突然死の原因になることがあります。
② お酒もやめよう

インターネットで情報チェックもできるよ

妊娠・出産に関する情報は……

[赤ちゃん&子育てインフォ] 検索

あなたの担当保健師は　　　　　です

気になることがあったら
港区保健福祉センター 地域保健活動 Tel.06-6576-9968
に相談してね

図Ⅵ-2 「妊娠中のだいじなこと」リーフレット

VI フィンランドのネウボラのエッセンスを取り入れた担当保健師の継続支援に向けたシステムの構築

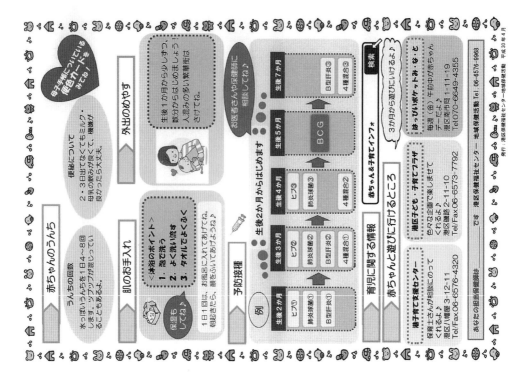

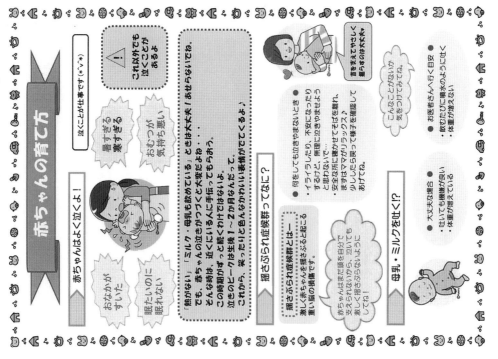

図VI-3 「赤ちゃんの育て方」リーフレット

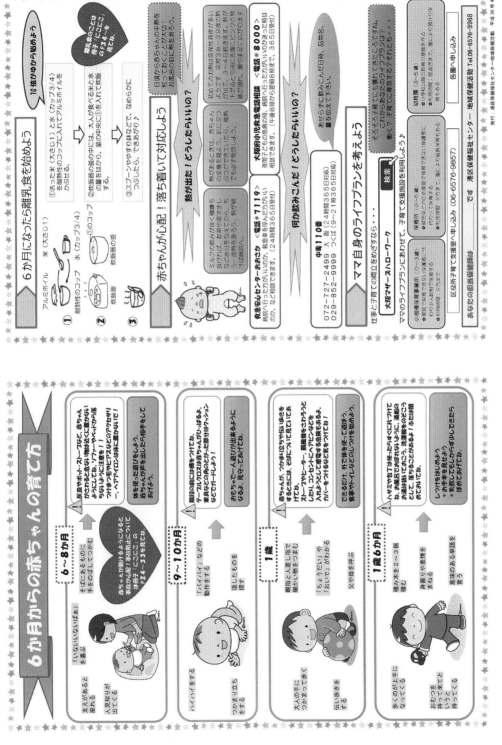

図VI-4 「6か月からの育て方」リーフレット

VI フィンランドのネウボラのエッセンスを取り入れた担当保健師の継続支援に向けたシステムの構築

3 取り組みの内容

1）ポピュレーションアプローチとハイリスクアプローチ

（1）ポピュレーションアプローチとしての妊婦面接時の対応強化と母子手帳の活用

　妊婦面接時に，すべての妊婦に居住地区別に担当保健師がおり，いつでも相談ができることを伝え，母子手帳裏表紙中面の連絡先を記入する欄に，担当保健師の氏名を書いたシールを貼って紹介することとした．これは，妊産婦健診時などで受診した医療機関にも担当保健師名を知ってもらい，連携を取りやすくするねらいもあった．大阪市の保健師はジョブローテーションとして数年ごとに異動があり，地区の担当保健師も変わっていく．また，産育休中だけほかの保健師が代わりにその地区を担当することもあるため，乳幼児健診等で来所した機会に担当保健師名を更新できるように複数の記載欄を設けた（図VI-5）．そのうえで，いつでも担当保健師に相談ができることや，今後の保健福祉センターの利用機会を合わせて案内し，保健師の存在を身近な相談先として認知してもらえるようにした．

　このように，妊婦面接時，母子手帳に担当保健師の氏名と連絡先を記入したことに対して，利用者からは「わからないことがあったら電話していいですか」と好意的な反応が多数あり，「母子手帳を見て電話をした」と問い合わせもくるようになった．また，この取り組みの説明に伺った産婦人科病院の師長からは「すごくいいですね．連絡しやすくなります」と肯定的な意見をいただき，連携がしやすくなった．

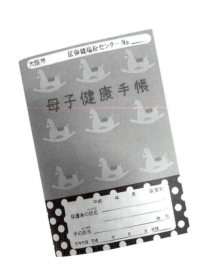
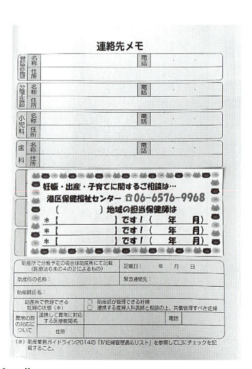

図VI-5　母子手帳に貼った担当保健師のシール

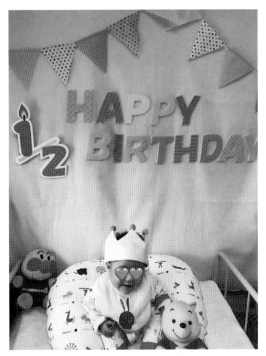

図Ⅵ-6　ハーフバースデイの飾り付け

（2）担当保健師による継続支援のために

　担当保健師については，妊婦面接時のほか，乳児家庭全戸訪問により助産師が家庭訪問をしたときにも，担当保健師の氏名や居住地区の子育てサロンの情報を掲載したカードを配付し紹介している．それ以外にも「両親学級」や 2～3 か月児の母親たちの集まりとして実施している「ぴよぴよらんど」，「乳幼児健診」の集団指導時など，保健福祉センターを利用するあらゆる機会に，地区別の担当保健師名をパネルにして示し紹介することで常に認知してもらえるようにした．

　また，「若年妊産婦への支援システム」のなかで，6 か月時のフォローとして位置づけている「ハーフバースデイ」の計測をもう少し魅力的なものにして，より多くの母子に利用してもらいたいという思いから，常設相談コーナーに飾りつけを行い，『ハーフバースデイの記念に計測を』というPRを行っている．このディスプレイは常時掲示しているため，たまたま計測を利用した母から口コミで少しずつ広がり，記念写真を目的に来所し計測と育児相談をする人が増えてきた（図Ⅵ-6）．

（3）ハイリスク妊婦および一般妊婦の区分と妊産婦への担当保健師による継続支援システム

　大阪市では，母子手帳交付時面接を行った妊婦一人ひとりに対し，アセスメントシートを用いてハイリスク妊婦のアセスメントを行い支援の必要性を判断している．しかし，フォローの時期や具体的な内容については，地区担当保健師に任されている．

　港区でもハイリスク妊婦のフォロー基準を設定し支援をしているが，若年妊産婦に対し支援システムに沿ったフォローをするなかで，妊娠中から繰り返し顔を合わせて関係づくりをすることの大切さを保健師は実感していた．ただ，港区では，母子手帳交付時の妊婦面接で約 3 割がハイリスク妊婦に該当する．そのため，すべての妊婦に担当保健師が頻回なアプローチを行うことが難しい

VI フィンランドのネウボラのエッセンスを取り入れた担当保健師の継続支援に向けたシステムの構築

現状があった．そこで，リスクアセスメントの状況に応じて，「超ハイリスク特定妊婦」，「ハイリスク特定妊婦」，「ハイリスク妊婦」，「その他の一般妊婦」と区分し，来所の機会も活用しながら現在のマンパワーで可能な範囲の支援方法を検討した．対象者の区分のためのアセスメントシートは，表VI-1のとおりである．加えて，ハイリスク区分に応じた具体的な支援内容は，図VI-7に示した．

【超ハイリスク特定妊婦】

■ 超ハイリスク特定妊婦の区分

「超ハイリスク特定妊婦」は，大阪市のリスクアセスメントシートのなかで，(A) 生活歴に①保護者自身に被虐待歴・DV歴あり，②出産予定児のきょうだいの不審死あり，(B) 妊娠要因で①妊婦健診未受診，②望まない妊娠，(表VI-1のアセスメント項目の濃い網掛け)のいずれかに該当し，かつ (C) 心身の健康等要因で①精神疾患など(過去出産時の産後うつ含む)・アルコール依存・薬物依存，②パーソナリティ障がい(性格的傾向)・衝動的・攻撃的・情緒不安定・対人関係困難など，③知的障がい，④身体障がい・その他養育に負担のかかる疾病がある，(D) 社会・経済要因で①生活保護受給，②不安定就労・失業中 (表VI-1のアセスメント項目の薄い網掛け) のいずれかに該当するケースとした．

■ 超ハイリスク特定妊婦への基本的な支援内容

「超ハイリスク特定妊婦」には，母子手帳発行時の妊婦面接時に，地区担当保健師と顔合わせをすることとした (図VI-7)．同時に，対象者の携帯電話にセンターの地区担当保健師の部署につながる電話番号の登録を行ってもらうように声かけをしている．妊婦面接時に地区担当保健師が不在の場合は，後日電話をした後に，家庭訪問で顔合わせをしている．併せて速やかに要保護児童対策地域協議会の調整部署である子育て支援室と情報共有している．その後，妊娠期では妊娠5～7か月時，妊娠8～9か月時に家庭訪問を行い，図VI-2のリーフレット「妊娠中のだいじなこと」を手渡ししながら，その時期に合わせた支援を行っている (図VI-7)．

出産後1か月以内に地区担当保健師が家庭訪問を実施し，リーフレット「赤ちゃんの育て方」(図VI-3) を渡すとともに，保健福祉センターで実施している常設相談での計測利用の勧奨を行っている．出産後2～4か月時には，必要に応じて電話または家庭訪問で担当保健師が育児状況の確認をしている．3か月児健診時には，個別面接において児の状況や母親(父親を含む)の養育状況の確認しながら，保健指導を実施している．加えて，担当保健師から産後乳児後期編のリーフレット「6か月からの赤ちゃんの育て方」(図VI-4) を渡している．6か月時には，ハーフバースデイとして常設相談において児の計測を行い，担当保健師が育児状況の確認もしている．9～11か月には，乳児後期健診に合わせて，担当保健師から育児状況の確認を行っている．その後は，必要に応じて継続的にフォローを行っている．

【ハイリスク特定妊婦】

■ ハイリスク特定妊婦の区分

「ハイリスク特定妊婦」は，妊婦や家族の状況，生活環境などを把握し，要保護児童対策地域協議会に報告するかどうかを検討する必要があり，妊娠中からかかわりをもつ必要があるケースとした (表VI-1のアセスメント項目「*」印に該当する者)．

表Ⅵ-1　ハイリスク妊婦のリスクアセスメントシート

				アセスメント項目
妊娠状況	B	＊	1	望まない妊娠
	B	＊	2	妊婦健診未受診
	B	＊	3	妊娠届けが22週以降である
		△	4	頻繁な妊娠・中絶・多産
			5	妊娠・出産に対する不安が大きい
			6	妊娠の経過不良
		＊	7	多胎妊娠
本人状況	C	＊	8	精神疾患疑い含む（過去の産後うつ歴含む） ・アルコール依存・薬物依存
	C	＊	9	パーソナリティ障がい（性格的傾向） ・衝動的・攻撃的・情緒不安定・対人関係困難など
	C	＊	10	身体的障がい・そのほか，養育に負担のかかる疾病あり
	C	＊	11	知的障がい・話の要領を得る受け答えができない
	A	＊	12	親からの虐待（疑い）・DV（歴）あり
	B	★	13	若年妊婦
		＊	14	高齢初妊婦
		（＊）	15	外国人妊婦〔日本語の識字と会話：可・不可〕
	B	＊	16	胎児に対して，無関心・拒否的な言動
	B	＊	17	不規則な生活・不摂生など
		＊	18	気になる様子
家庭状況	A	＊	19	上の子どもの原因不明死・虐待（疑い）あり
	D	△	20	生活保護受給
	D	＊	21	不安定就労・失業中
	E	＊△	22	未婚〔入籍予定：有・無＊〕・ひとり親＊・内縁関係△・ステップファミリー△
			23	配偶者のことで心配あり
	A	△	24	上の子どものことで障がい・疾病など心配あり
	E	＊	25	転居を頻繁に繰り返す・住居不定
			26	ほかの心配ごとあり
支援体制	E	＊	27	相談者がいない（近隣での孤立，友人がいない含む）
	E	＊	28	出産後の援助者がいない

VI フィンランドのネウボラのエッセンスを取り入れた担当保健師の継続支援に向けたシステムの構築

図VI-7 ハイリスク妊産婦と通常支援の妊産婦に対する支援（保健師フォローの時期と内容）

■ ハイリスク特定妊婦の基本的な支援内容

「ハイリスク特定妊婦」には，母子手帳発行時の妊婦面接時に，妊婦の携帯電話にセンターの地区担当保健師の部署につながる電話番号の登録を行ってもらうように声かけをしている．あわせて，速やかに要保護児童対策地域協議会の調整部署である子育て支援室と情報共有をしている．妊娠5〜7か月時には「うぇるかむBaby プレママ講座（両親学級）」への受講を促し，妊娠5〜7か月時に妊婦健診の受診状況や妊娠経過の確認，妊娠8〜9か月時には出産準備，育児環境や産後の支援体制を確認するため担当保健師が電話相談を実施している（**図Ⅵ-7**）．

出産後1か月以内に地区担当保健師が家庭訪問を実施し，保健福祉センターで実施している常設相談での計測利用の勧奨もしている．3か月児健診時には，個別面接において児の状況や母親（父親を含む）の養育状況の確認をしながら保健指導を実施し，ハーフバースデイカードを渡している．6か月時には，ハーフバースデイとして常設相談において児の計測を実施し，可能な範囲で担当保健師が育児状況の確認を行っている．その後は，必要に応じて継続的にフォローを行っている．

【ハイリスク妊婦】

■ ハイリスク妊婦の区分

「ハイリスク妊婦」は，出産までに生活状況や産後の支援体制などを把握しておく必要があるケースとした（**表Ⅵ-1**のアセスメント項目「△」印に該当する者）．

■ ハイリスク妊婦の基本的な支援内容

「ハイリスク妊婦」には，母子手帳発行時の妊婦面接時に，妊婦の携帯電話にセンターの地区担当保健師の部署につながる電話番号の登録を行ってもらうように声かけをしている（**図Ⅵ-7**）．妊娠5〜7か月時には「うぇるかむBaby プレママ講座（両親学級）」への受講を促し，妊娠8〜9か月時には出産準備，ならびに育児環境や産後の支援体制の確認を，担当保健師から電話相談により実施している（**図Ⅵ-7**）．

出産後は，養育に課題があると判断された場合には，生後1か月以内に地区担当保健師が家庭訪問を実施し，保健福祉センターで実施している常設相談での計測利用の勧奨を行っている．3か月児健診時には，個別面接において児の状況や母親（父親を含む）の養育状況の確認をしながら保健指導を実施し，ハーフバースデイカードを渡している．6か月時には，ハーフバースデイとして常設相談において児の計測を実施し，可能な範囲で担当保健師が育児状況の確認を行っている．その後は，必要に応じて継続的にフォローを行っている．

【通常支援の一般妊婦】

■ 通常支援の一般妊婦の区分

上記で記載した超ハイリスク特定妊婦，ハイリスク特定妊婦，およびハイリスク妊婦以外の妊婦を通常支援の一般妊婦と位置付けた．

■ 通常支援の一般妊婦の支援内容

通常支援の一般妊婦には，妊娠5〜7か月時には「うぇるかむBaby プレママ講座（両親学級）」への受講を促している（**図Ⅵ-7**）．

出産後は，乳児家庭全戸訪問の際の助産師による家庭訪問が実施され，その際に地区担当保健師がいることを認識しているかを改めて確認し，育児などの相談があれば，地区担当保健師に連絡す

VI フィンランドのネウボラのエッセンスを取り入れた担当保健師の継続支援に向けたシステムの構築

るように伝えている．3か月児健診時には，個別面接において児の状況や母親の養育状況の確認をしながら，保健指導を実施している．6か月時には，ハーフバースデイとして常設相談において児の計測と育児状況の確認を行っている．その後は，継続的にフォローが必要な場合は，フォローを行っている．

いずれにおいても，新しい情報を得た時点で支援内容や時期を見直すが，本システムは支援時期の目安として活用している．

2）父親を含めた家族支援

港区では，児の父親にも会う機会や話を聴く機会を設けるようにしている．具体的には，妊娠期には妊婦のからだのことや生まれてくる子どもとの生活のこと，出産後は子どもの成長発達や子育てのことを夫婦で一緒に考え，不安なく対応していけるように支援している．そのため，母子手帳交付時の妊婦面接や両親学級，乳幼児健診などに父親の参加を勧奨する周知を行うこととし，妊婦教室のあり方を見直し，広報の仕方も再検討した．

（1）妊婦教室のスクラップ・アンド・ビルドと父親参加のための工夫

港区で実施していた妊婦教室の参加者は年々減少しており，住民のニーズに合った事業の再構築が必要な状況であった．そのため，3回コースで行っている妊婦教室の1回を日曜日開催とし，より多くの父親が一緒に参加してもらえるようにし，保健師が妊娠期から父親を含めた家族にもかかわる機会を増やすこととした．父親も一緒に参加して沐浴やオムツ交換，衣服の脱ぎ着せ，妊婦疑似体験などを実習する内容とし，そのなかで再度担当保健師の紹介もするようにした．この教室は，「うぇるかむBaby！プレママ教室（両親学級）」という名称に変更した．さらに，3回コースのうち1回は「ぴよぴよらんど」と同時に開催することで，先輩ママとの交流を促し，妊婦からニーズの高かった育児物品や便利グッズの紹介を先輩ママから直接聞いてもらうこととした．助産師が担当する回では，母乳育児の準備として授乳のさせ方をベビーモデルで実習することを加え，産後の育児をイメージしてもらえるようにした．参加者からは，「夫も参加できるように日曜開催だったのがよかった」「育児をするイメージがしやすくなった」「夫婦で協力して育児をしていこうと思った」などの声が多数聞かれている．

（2）ホームページ・通知文などの有効活用

港区の乳幼児健診では，健診の最後に保健師が結果説明として全員に個別面接を行っている．最近では，父親が一緒に来るケースも増えており，個別面接時には父親にも子どもの発育発達や子育てで気になることはないかを聞いている．子どもの成長の節目となる乳幼児健診にできれば父親も一緒に来所することを促し，健診の案内通知文（図VI-8）に記載するほか，区の母子保健分野のホームページにも「お子さんの成長の節目にあたる大切な健診です．お父さまもぜひ一緒にお越しください」との文言を掲載し，周知している．

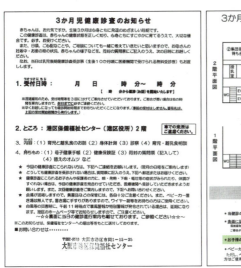
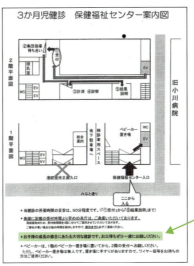

図Ⅵ-8　港区3か月児健診の案内

 おわりに

　家族関係や社会的環境が多様化している昨今，妊娠期からの切れ目のない子育て支援が求められており，母子手帳交付時の妊婦面接はまさにその支援の始まりとなる機会である．妊娠期からの担当保健師による継続支援を強化するためには，母子手帳交付という保健師とのファーストコンタクト時に担当保健師が対応するのが理想的である．フィンランドではすべて予約制をとっており，港区でも予約制が可能であるかは今後検討する必要がある．子育て支援は，支援者が対象者に受け入れてもらってこそ，その人が抱える問題や課題を話してもらうことができ，一緒に考えていくことができる．妊婦と夫を含めた家族が担当保健師の存在を早期から認識し，あらゆる機会を通じて接点をもつことで顔見知りとなり，関係性を築いていく必要がある．そして何よりも，妊婦や乳幼児をもつ保護者にとって保健福祉センター（子育て世代包括支援センター）が身近な場所であり，担当保健師を頼って気軽に相談してくれるような存在になることが今後さらに求められよう．

謝　辞
　本章の執筆にあたっては，大阪市港区の保健師の方々にご協力いただいた．

引用文献

1) 横山美江ほか：フィンランドの母子保健システムとネウボラ．保健師ジャーナル，71（7）：598-604，2015．
2) 横山美江：切れ目のない支援を推進するための保健師活動－日本でネウボラを実現するために－．保健師ジャーナル，72（1）：14-19，2016．
3) 横山美江ほか：フィンランド－ネウボラの妊娠・出産・子育て－．保健の科学，59（7）：483-488，2017．

VII

子育て世代包括支援センターと産前・産後ケア

① まち・ひと・しごと創生総合戦略

　2014（平成26年）年12月末に人口減少克服・地方創生に向け「まち・ひと・しごと創生総合戦略」が閣議決定された．その総合戦略のなかで「妊娠・出産包括支援モデル事業」は，妊娠・出産・子育ての切れ目のない支援を，重要な政策として挙げた．具体的には，市町村事業として2015年から5年間の計画で，子育て世代包括支援センターを全市町村に整備するという動きであり，子育て世代包括支援センターのガイドラインは，2017年（平成29年）9月に策定された．

　これまで妊娠・出産に関しては，厚生労働省の事業ととらえられていたが，2015年（平成27年）1月には内閣府の子ども・子育て支援に妊娠期からの事業が含まれ，母子保健が位置付けられたことは大きい．これまで，厚生労働省母子保健課は，不妊治療や病院の整備等の医療の側面に長い間注力してきた．しかし，地域のなかで妊娠・出産を病院に任せるのではなく，地域のなかに妊娠・出産があり，地域のなかに病院があるという概念を改めて整備した点が，今回の戦略の大きな柱である．それは，同時にそれぞれの地域特性に合ったしくみをつくることを目標としている．

② 子育て世代包括支援センター

　「妊娠・出産包括支援モデル事業」では，各市町村に「子育て世代包括支援センター」の仕組みをつくり，そこに母子保健コーディネーターを配置することとした．さらに，地域での妊婦の孤立の解消を図るために相談支援を行う「産前産後サポート事業」や退院後の母子に対して心身のケアや育児のサポートなどのきめ細かい支援を行う「産後ケア事業」など，地域の実情に応じて実施することで，妊産婦などに必要な支援体制の構築を図るしくみをつくることをめざした．

　子育て世代包括支援における産後ケア事業は，産後の母親の心身の回復はもちろん，良好な母子の愛着形成を促進する大事な支援である．出産直後は両親と新生児の大事な出会いの場だが，人間だけに起こる母親の出産後のホルモンの劇的な変化により，出産後の母親は疲労と精神的に不安定

な状態になる．一方で，この時期は，子どもにとっては，人生の心理的健康を決定しうる「愛着」を形成する最も大事な時期で，この時期の親子関係の質が，個人の長期的な社会的・心理的健康を本質的に決定づけるものになるといわれている[1]．つまり，この大事な出産直後の時期に，母親となった女性の心身を癒し，親子の愛着形成と，親としての自立を促し，社会復帰（新しい家族を迎える生活の変化）への支援を行うことが重要となる．

また，産前・産後サポーター事業は，妊婦の孤独，子育て不安や負担の解消，親子や家族の孤立を防ぐことを目的とする．そのため，産前・産後ケアを行ううえで欠かせない医師，助産師，保健師，保育士，栄養士，心理士などの専門職の支援だけでなく，産前・産後サポーターとなる愛育班，産後ドゥーラ*，育児支援サポーターなどの地域の人々が，親子を支援することで，新しい家族が生活基盤をつくり，健やかな子どもの成長と親子関係の構築につなげることを目指している．ひとつの家族の支援に対して，医療や保健の専門職だけでなく，さまざまな地域のサポーターと連携し，かつ見守るシステムを構築することで，それを地域システムとして広げることが可能となる．時には，その後の保育園入所など児童福祉分野との連携も必須である．

③ 日本初の産後ケアセンター

2008年（平成20年）3月に武蔵野大学と世田谷区がコラボレーションした日本初の産後ケアセンターが誕生した．この産後ケアセンターは，地域のなかで，母乳育児が進むように乳房のケアをし，これからの子育てや子どもとの生活に対する母親の不安に耳を傾け，寄り添い，そして地域へと母親を送り出すケアを行う場所である．そして，人生最初の親子関係が，これからの子どもの大きな糧になることを目指す場所として創設された．

産後ケアは，人と人とのかかわりのきっかけをつくる子育てのスタートとしての支援である．母子の愛着形成から，夫婦と赤ちゃんが地域の人とつながり，新しい家族を地域で見守るシステムでもある．児が出生後母親との愛着形成を図っていくことが何より重要で，母乳育児支援もその重要な支援のひとつである．妊娠期から切れ目なく出産後も母親と家族のために相談に乗る専門職が産後ケアセンターにはいる．

日本には古くから助産所が地域に根付いており，助産所では，助産師が健診を行い，出産までの10か月間を通し，健康な生活づくりと身体づくりを丁寧に行っている．助産師は，妊婦の生活に目を向け，この時期に適切な食，衣，住まい方も含めた，生活改善の支援を行い，それが安産や心身ともに健康な産後の生活につながっている．このような医療モデルだけではない生活に関する内容を支援する場所が，今の時代，地域に必要である．各自治体で助産所の設置ができればよいが，法的問題等，なかなか困難な状況にある．助産所のない地域においては助産所の機能である妊産婦の身体のケアと母子の愛着形成の支援，生活改善を支援する場所として，母親や家族に寄り添い，新しく始まる家族を支えていくための支援を産後ケアによって地域のなかに広めていく必要があ

---

* 産後間もない母親に寄り添い，子育てが軌道に乗るまでの期間，日常生活を支える専門家（ドゥーラ協会ホームページ https://www.doulajapan.com/howto-doula/）．

VII 子育て世代包括支援センターと産前・産後ケア

る.

　近年，出産のための入院期間は短くなってきており，ほとんどの施設では母子は産後4〜5日で退院となる．入院中は医療スタッフの助けを得られるが，自宅に帰ったら，家族に支えられるしかない状態が続く．母親が最も大変に感じるのは出産直後から3か月後くらいまでで，3か月後頃になると精神状態も身体も少し落ち着くといわれる．特に産後4日で自宅に帰ってから1か月健診を受けるまであいだは心身ともに大変な状況にある．産後ケアの創設にあたり，著者らが重視したことは，母親にとって安心できる環境の提供である．出産後は，ホルモンの劇的な変化や環境の変化もあり，母親は疲れやすい時期である．一方で，赤ちゃんにとっては，愛着形成の大事なスタートでもある．産後ケアは，母親の身体を癒すだけではない．出産後の母親は他者から優しくされることが大事であり，短くても約1か月間は産後ケアが必要である．夫や家族だけでなく，専門家のケア，さらには地域の人々のサポートがあることで，安心して，母親は自分の子どもに愛を注ぐことができるようになる．産後すぐの時期に，母親が安定した気持ちで赤ちゃんに授乳し，産後の心身のバランスを保つためには，安心できる環境が必要である．

　繰り返しになるが，産後ケアセンターの役割は，母子の心身のケアと安心して子育てを始める環境の提供である．安心した気持ちで子育てを始めることが，親子の愛着形成，親としての自立，新しい家族関係の再構築につながる．加えて，産後ケアセンターの役割のもうひとつは，地域のソーシャルキャピタル醸成に寄与する場所となることである．母子を対象とした小規模多機能施設として継続的な包括的な支援を行う役割がある．以下に，ソーシャルキャピタルの視点から，地域づくりと産後ケアについて述べる．

4 地域づくりと「ソーシャルキャピタル」

　米国のロバート・パットナムは，ソーシャルキャピタルを「人々の信頼，規範，ネットワークなどの社会組織の特徴で，互いの利益のために調整や協力を促進するもの」と説明，提唱し，わが国では，「社会関係資本」と訳している．「保健師の保健活動指針」においても，地域のソーシャルキャピタルを醸成していくこと，人と人とのつながりを高めることが，健康と大きなつながりがあることが示されている．また，ソーシャルキャピタルと健康との関連を明らかにした研究結果も発表されている[2,3]．

　これらのことから，近年，地域における保健活動は，地域コミュニティを基盤とし，ソーシャルキャピタルを活用した取り組みの推進が求められている．2003（平成15）年に，内閣府が行った調査では，全国のソーシャルキャピタル指数が明らかになった．ソーシャルキャピタル指数の高い地域では，高齢者の孤立死が少なく，出生率も高いことがわかった．実際に，沖縄の合計特殊出生率が高かった地域は，ソーシャルキャピタル指数も高い結果だった．ソーシャルキャピタルの豊かな地域づくりは，高齢者の孤立死が減り，健康寿命の延長や結果として若い男女が子どもをもちたい，結婚したいという気持ちになり，少子化への歯止めに功を成すこともあると考えられる．

5 母親と赤ちゃんのソーシャルキャピタルとしての産後ケア

　ここ数年，自治体の子育てグループに入る母親は減少傾向にある．この背景には，「産後すぐに職場復帰するので地域の子育てグループには入らない」という理由が多いようである．これまでの母子保健事業ではソーシャルキャピタルの考え方があまり意識されず実施されていた．しかし，産後ケアにソーシャルキャピタル醸成の視点を入れながら事業を展開することで，妊娠期から子育てをしている者同士の仲間の輪を広げることができ，かつ女性を包括的に支援することが可能となる．個人のみならず地域全体へのアプローチを行うことが本来の意味での産前・産後サポートである．

　産後ケアは，宿泊型，訪問型，デイケアなどの方法があるが，産後ケアセンターでは主に宿泊とデイケアを行っている．産後ケアセンターの特徴は，母親と赤ちゃん主体のケアを提供していることである．出産後の病院での母親へのケアは，ほとんどの施設で，病院のタイムスケジュールで決められたなかで行われる．一方，産後ケアセンターでは，母親ひとりずつのタイムスケジュールに合わせてケアを行う．母親自らが，どのようなケアをどのタイミングで受けるか，母親と赤ちゃんの生活リズムに合わせ，自ら選択する．

　母親自身が受けたいと思うケアを自分で決めることを主軸としているが，産後ケアセンターでは母親たちがみんなと一緒に食事をする仕組みをあえて設定している．これは地域のソーシャルキャピタルのスタートでもある．産後ケアセンター設立当時，母親たちは食事も個別の自分の部屋に運んでほしいと望むことが多かった．しかし，母親に「ここではみんなで食事をすることになっている」と答えると，「ではオプションでいくら払ったらよいか」と質問する人もいたという．みんなで食べる仕組みなのだと言うと，しぶしぶ食堂に来るが，3食をほかの母親と一緒に食べ，過ごすうちに，母親自らが「赤ちゃんが泣いていますよ」と声をかけあうくらい仲良くなり，最後には入居者同士が携帯電話でつながり，自然に関係性をつくるようになっていく．自宅に戻る頃には，産後ケアセンターのスタッフ，入居者同士，そして地域の関係職種などさまざまな形で親子が地域とつながることができ，母親と赤ちゃんのソーシャルキャピタルがスタートするのである．

6 まとめ

　子育て世代包括支援センターの仕組みには，「母子保健コーディネーター（保健師など）の存在」「産前・産後ケア（助産師など）」「産前・産後サポート（子育てサークルや地域の支援者の存在）」の3つの柱がある．ソーシャルキャピタル醸成のための仕組みづくりとしては，特に産前・産後ケアや産前・産後サポート事業を活用していくことが大切である．全国でもこれから，多様な関係者とともにソーシャルキャピタルを醸成していく必要がある．そして，妊婦の体力回復を促し，妊産婦や家族の孤立を防止し，世代間が交流できる仕組みを構築することが求められている．

　妊娠・出産・産後を通して，個から，家族，地域へとつながる支援が重要となる．今，だれか仲介の人がいなければ若い母親たちは地域の母親グループに自ら飛び込めない状況にあるように思え

る.若い両親,まずは母親が,マンツーマンで人に優しくされた経験をもつことができれば,人の輪の中に入り,受け手であった自分から今度は地域の次の母親たちを支える側になっていくことができるのではないだろうか.

女性が「出産」という人生の節目に,自分の身体や心,ひいては人生に向き合うことで,豊かなパートナーシップや子育て,シチズンシップ(市民の地域社会への貢献),ワークライフバランスなど,今の日本にまだまだ欠けているものを,自然に実現できる可能性が開けるのではないだろうか.その地域の仕組みを構築していく子育て世代包括支援センター事業には子育てにかかわる地域の多くの人の切れ目のない関与が今求められている.

引用・参考文献

1) Bowlby, J.:Attachment and Loss. vol.1 Attachment. Hogarth Press, 1969.
2) Kawachi, I. et al.(eds):Social Capital and Health. Springer, 2008.
3) 木村美也子:ソーシャル・キャピタル―公衆衛生学分野への導入と欧米における議論より.保険医療科学,57(3):252-265,2008.
4) 福島富士子(監修):産後ケア〜ここから始まるコミュニティづくり〜.財界研究所,2017.

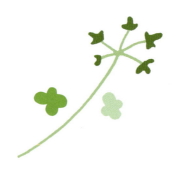

さくいん

…… あ ……

愛育班
愛着形成　　　　　　　　36, 123
アルコール乱用　48, 65, 72, 93, 97, 98
アクティブラーニング　　　　　4

…… い ……

育児支援サポーター　　　　　123
育児相談　　　　　　　　　　106
育児パッケージ　　　　　　　5, 46
移住　　　　　　　　　　　　5
一般妊婦　　　　　　　　　115
移民　　　　　　　　　　　　11
飲酒習慣スクリーニングテスト　62, 63
インターネット　　　　　　57, 106

…… う・え ……

ウェルビーイング　　　　　　4
栄養士　　　　　　　　　　96
エジンバラ産後うつ病質問票　62, 64
エストロゲン　　　　　　　52
エビデンス　　　　　　　　20
エンパワメント　　　　　　23, 67

…… お ……

黄体形成ホルモン　　　　　52
オープンケア　　　　　　　97
オープン・ダイアログ・メソッド　71
大阪市港区　　　　　　　　109
夫　　　　　　　　　　　　83
親子関係　　　　　　　　　60, 81
親の役割　　　　　　　　　31
親役割　　　　　　　　　　61, 107

…… か ……

会議　　　　　　　　　　　94
ガイドライン　　　　　　　22
顔見知りの関係　　　　　　103
学習困難　　　　　　　　　65
学習到達度調査　　　　　　3
家族形態　　　　　　　　　6
家族支援員　　　　　　　　79, 95

家族セラピー　　　　　　　98
家族全体　18, 24, 27, 69, 74, 75, 79, 102, 106
――の支援　　　　　　　5, 16
家族トレーニング　　　　　66
家族ネウボラ　　　　　　　98
家族リハビリテーション　　99
片親の家族　　　　　　　　37
家庭環境　　　　　　　　　82
家庭内暴力17, 36, 39, 48, 60, 66, 72, 93
家庭訪問　19, 24, 25, 26, 35, 48, 81, 87, 95, 99, 119
関係法規　　　　　　　　　13
監督局　　　　　　　　　　14

…… き ……

気分の変調　　　　　　　　85
虐待対策　　　　　　　　　96
共通の目標　　　　　　　　94
共通理解　　　　　　　　　72
共同親権　　　　　　　　　10
業務分担制　　　　　16, 102, 104
緊急避妊薬　　　　　　　　54

…… く ……

クリニック　　　　　　　　18
グループ演習　　　　　　　55, 58
グループ活動　　　　　　　68, 99
グループダイナミックス　　68
クンタ　　　　　　　　　　11

…… け ……

経口避妊薬　　　　　　　　53
警察　　　　　　　　　　　100
経産婦　　　　　　　　　　48
継続支援　19, 95, 102, 109, 110, 115
――システム　　　　　　115
健康格差　　　　　　　23, 65, 70
健康寿命　　　　　　　　　3
健康状態　　　　　　　　　81
健康診査　　　　　　　　　24
健康政策　　　　　　　　13, 13
健康相談　　　　　　　　　18

健康に関する助言　　　　28, 70
言語聴覚士　　　　　　　　96
現任教育　　　　　　　　　94

…… こ ……

口腔ケア　　　　　　　　　78
合計特殊出生率　　　　　　7
行動変容　　　　　　　　35, 72
幸福度ランキング　　　　　1
高齢者　　　　　　　　　　11
国際結婚の家族　　　　　　37
子育て家族支援制作　　　　12
子育てグループ　　　　　　125
子育て世代包括支援センター　102, 121, 122
子育て中の家庭に関するアンケート　30, 33
子どもネウボラ 5, 13, 20, 22, 23, 25, 27, 60, 65, 66, 69, 75, 95, 102
個別面接　　　　　　　　　106
コミュニケーション　　　36, 58
コンドーム　　　　　　　　51

…… さ ……

在宅保育　　　　　　　　　9
在宅保育手当　　　　　　　9
里親　　　　　　　　　　　38
産科専門医　　　　　　　　22
産後うつ　　　　　　　48, 73, 85
産後ケア事業　　　　　　　122
産後ケアセンター　　　　　123
産後ドゥーラ　　　　　　　123
三次医療　　　　　　　　　61
産褥期精神病　　　　　　　85
参政権　　　　　　　　　　6
産前産後サポート事業　　　122

…… し ……

シェルター　　　　　　　　98
支援システム　　　　　　102, 110
支援ニーズ　　　　　　　28, 65
支援プラン　　　　　　　　61
歯科医療　　　　　　　　　95
歯科衛生　　　　　　　　　95

127

歯科検診	60
子宮内ホルモン器具	53
自己破壊的な考え	86
事実婚	11
自責の念	85
自然享受権	1
自宅外保護	97
シチズンシップ	126
失業	66
児童虐待	16, 17, 93
児童虐待予防	95
児童心理士	98
児童手当	9
児童保護	96, 97
——ソーシャルワーカー	96
——担当部署	97
社会援護担当部署	97
社会福祉	4
若年妊産婦	85, 110
——への支援システム	115
就学前教育	10
住居手当	4
重層型	16
主観的健康感	21
主体的権利	9
出産育児休業制度	8
出産指導	55
授乳による避妊	53
少子高齢化	12
情緒的な支援	71
小児精神科医	98
情報・通信技術（ICT）	35
職業訓練高等教育機関	14
初産家庭	55
助産師	24, 115
助産所	123
初産婦	48
ジョブローテーション	114
深刻な精神保健上の問題	97
親族介護支援法	11
親密な触れ合い	59
信頼関係	17, 21, 27, 71, 93, 104
心理カウンセラー	98
心理療法士	96

…… す ……

睡眠障害	85
スクリーニング	78
ステップファミリー	37
ストレス	35, 83, 86

…… せ ……

生活習慣	59, 82
生活スタイル	82
精神科看護師	96
精神疾患	65
精神保健	29, 72, 87
性生活	30, 50
セーブ・チルドレン	97
全数面接	110
戦争	5

…… そ ……

早期発見	60
総合健康診査	5, 25, 30, 69, 75, 106
ソーシャルキャピタル	124
ソーシャルワーカー	95, 98
ソーシャルワーク	96

…… た ……

胎児	23
多職種協働	93, 94
多職種連携	22
——の中核	16
多胎児家庭	37
男性	38
担当医	27, 66, 71, 74, 75
担当助産師	106
担当保健師	13, 19, 21, 22, 23, 25, 27, 48, 66, 71, 74, 75, 81, 102, 104, 106, 109, 114, 116, 119
担当保健師制	5, 27, 110
担当保健師名	103, 104, 115

…… ち ……

地域コミュニティ	124
チームワーク	94
地区（居住地域）	105
地区担当制	16, 102, 104, 109
地区担当保健師	103

父親	9, 85, 106, 120
父親休業	8
父親役割	96
超ハイリスク特定妊婦	116

…… つ・て ……

通知文	120
定期健康診査	48, 60
電話サービスセンター	46
電話相談	99
電話番号の登録	116

…… と ……

統合型ネウボラ	13, 28
銅付加 IUD	53
特別なニーズをもつ子どもと家族についての政令	93
独立	5

…… に ……

日照時間	1
乳児家庭全戸訪問	115, 119
乳児死亡率	5
妊産婦	23
——死亡率	5
——ネウボラ	5, 13, 18, 20, 22, 23, 25, 27, 30, 37, 46, 69, 74, 80, 95, 102
妊娠計画時	46
妊娠・出産包括支援モデル事業	122
妊婦健診	18
妊婦面接	102, 104, 110, 114, 116, 119

…… ね・の ……

ネウボラ	16, 22, 81
ネットシェルター・サービス	99
ネットワーク	67
望まない妊娠	85

…… は ……

歯	95
パートナー	83
ハーフバースデイ	115, 119
ハイリスクアプローチ	16, 93, 114
ハイリスク家庭	25, 26, 99
ハイリスクグループ	73
ハイリスク特定妊婦	116

ハイリスク妊産婦　　　　　　　110
ハイリスク妊婦　　115, 117, 119
ハイリスク要因　　　　　　　　60
初めての子どもを授かる親の気力と
　体力診断　　　　　　　　30, 31
発達段階　　　　　　　　　71, 77
母親　　　　　　　　9, 86, 106
母親休業　　　　　　　　　　　8
母親手当　　　　　　　　　8, 46

　　　…… ひ ……

ピアグループ　　　　71, 95, 99
ピアサポート　　　　26, 67, 87
皮下ホルモンカプセル　　　　53
非政府組織　　　　　　　　　67
ひとり親家庭　　　　　　　　37
避妊　　　　　　　　　　　　50
──ケア　　　　　　　　　　25
──ピル　　　　　　　　　　52
──方法　　　　　　　　　　52
──用インプラント　　　　　53

　　　…… ふ ……

不安　　　　　　　　　　　　72
フィードバック　　　　　　　78
フィンランド　　　　　　　　　1
──国立健康福祉研究所　　　14
──社会保険庁事務所　　　　10
夫婦関係　　26, 29, 31, 33, 35, 50, 58,
　60, 66, 80, 81, 86, 107
父子関係　　　　　　　　11, 35
父性　　　　　　　　　55, 107
プライマリケア　　　　　　　11

　　　…… ほ ……

保育園　　　　　　　　　　　9
──不足　　　　　　　　　　5
保育所　　　　　　　　　　81
保育法　　　　　　　　　　9
ホームページ　　　　106, 120
保健行政区　　　　　　　　11
保健師　　　　　　　　　　16
保健師の保健活動指針　　　124
保健センター　　　11, 22, 79
母子　　　　　　　　　　106
──管理票　　　　　　　　110

──健康手帳（母子手帳）102, 105,
　110, 114
母子関係　　　　　　　　　35
母子生活支援施設　　　　　98
母子生活支援施設・シェルター連盟
　　　　　　　　　　　　　99
母子保健　　5, 13, 16, 109, 122
──コーディネーター 103, 105, 122
母子保健制度　　　　　　6, 17
母子保健分野　　　　　　　93
母性　　　　　　　　　　　55
ポピュレーションアプローチ 16, 22,
　73, 93, 105, 114
ホルモンバランス　　　　　50

　　　…… ま行 ……

まち・ひと・しごと創生総合戦略
　　　　　　　　　　　　　122
ミニピル　　　　　　　　　53
無気力　　　　　　　　　　85
面談　　　28, 35, 70, 78, 79
モニタリング　　　　　　　14

　　　…… や・よ ……

薬物乱用　　　　　　　　　66
養育環境　　　　　　　　　23
養育状況　　　　　　　61, 81
養育体験　　　　　　　　　36
養育費　　　　　　　　　　10
養育力　　　　　　　　　　35
養子縁組　　　　　11, 38, 97
要保護児童対策地域協議会　116
予防接種　　　　　　　60, 65
予約制　　　　　　　73, 104

　　　…… り ……

理学療法士　　　　　　　　96
離婚　　　　　　　　　　　10
リスクアセスメント　　　　104
──シート　　　　　116, 117
リスク区分　　　　　　　104
リズム法　　　　　　　　52
利用者　　　　　　　　　23
両親学級　19, 26, 55, 58, 107, 120
両親休業　　　　　　　　　8
両親グループ　　　　　25, 66

　　　…… れ・ろ・わ ……

連携　　　　　　　　　81, 95
ロシア　　　　　　　　　　5
ワークライフバランス　　3, 126
ワンストップ　　　　　　　22

　　　…… 数字 ……

18 か月児　　　　　　　　76
4 か月児　　　　　　　　　75
4 歳児　　　　　　　　　78

　　　…… 欧文 ……

ADHD　　　　　　　　　93
AI 時代　　　　　　　　　4
AUDIT　　　　　　　　62, 63
EPDS　　　　62, 64, 73, 86
kela　　　　　　　　　　10
Lactational Amenorrhea Meth-
　od　　　　　　　　　　53
LGBT　　　　　　　　　38
Medical Elegibility Criteria　52
National Supervisory Authority
　　　　　　　　　　　　14
neuvola　　　　　　　　22
NGO　　　　　　　　　67
OECD　　　　　　　　　3
PISA　　　　　　　　　3

フィンランドのネウボラに学ぶ
母子保健のメソッド
〜子育て世代包括支援センターのこれから〜 ISBN978-4-263-23718-2

2018年10月25日 第1版第1刷発行

編著者 横 山 美 江
Hakulinen Tuovi
発行者 白 石 泰 夫
発行所 医歯薬出版株式会社
〒113-8612 東京都文京区本駒込1-7-10
TEL.（03）5395-7618（編集）・7616（販売）
FAX.（03）5395-7609（編集）・8563（販売）
https://www.ishiyaku.co.jp/
郵便振替番号 00190-5-13816

乱丁，落丁の際はお取り替えいたします　　印刷・あづま堂印刷／製本・皆川製本所

© Ishiyaku Publishers, Inc., 2018. Printed in Japan

本書の複製権・翻訳権・翻案権・上映権・譲渡権・貸与権・公衆送信権（送信可能化権を含む）・口述権は，医歯薬出版（株）が保有します．

本書を無断で複製する行為（コピー，スキャン，デジタルデータ化など）は，「私的使用のための複製」などの著作権法上の限られた例外を除き禁じられています．また私的使用に該当する場合であっても，請負業者等の第三者に依頼し上記の行為を行うことは違法となります．

JCOPY＜出版者著作権管理機構 委託出版物＞
本書をコピーやスキャン等により複製される場合は，そのつど事前に出版者著作権管理機構（電話 03-3513-6969，FAX 03-3513-6979，e-mail：info@jcopy.or.jp）の許諾を得てください．